Kama Sutra

~ 시작하는 연인들을 위한 ~

카마수트라

Kama Sutra

~ 시작하는 연인들을 위한 ~

카마수트라

미셸 파울리, 시드니 프라이스 지음 | 방경오 옮김

시그마북스
Sigma Books

시작하는 연인들을 위한 카마수트라

발행일 2024년 8월 5일 초판 1쇄 발행
지은이 미셸 파울리, 시드니 프라이스
옮긴이 방경오
발행인 강학경
발행처 시그마북스
Sigma Books

등록번호 제10-965호
주소 서울특별시 영등포구 양평로 22길 21 선유도코오롱디지털타워 A402호
전자우편 sigmabooks@spress.co.kr
홈페이지 http://www.sigmabooks.co.kr
전화 (02) 2062-5288~9
팩시밀리 (02) 323-4197
ISBN 979-11-6862-272-2 (03510)

Press Here! Kama Sutra for Beginners: A Couples Guide to Sexual Fulfillment

First Published in 2021 by Fair Winds Press, an imprint of The Quarto Group

Designer and Illustrator: Emily Portnoi

* **시그마북스**는 (주)**시그마프레스**의 단행본 브랜드입니다.

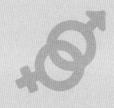

Contents

Chapter 1

몸과 마음의
잠든 감각 깨우기   11

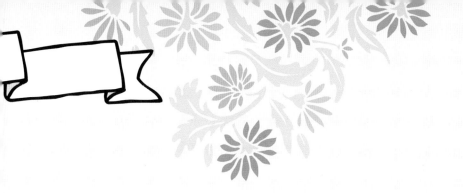

Chapter 2

카마수트라 체위   39

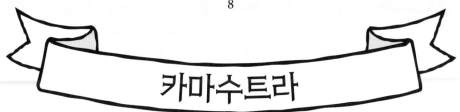

카마수트라

카마수트라는 오래전부터 섹스와 사랑에 대한 예술과 기술을 알려주는 고전적인 작품입니다. 기원전 4세기에서 서기 1세기 사이에 쓰인 힌두 철학자 말라나가 바츠야나(Mallanaga Vatsyayana)의 작품으로 1880년대까지 영어로 번역되지 않았으며, 그 이후에는 정부의 제재로 인해 소수의 매니아층에게만 제한적으로 배포되었습니다.

　오늘날 카마수트라는 다양하고 독특한 체위를 소개하는 서적으로만 널리 알려졌지만, 바츠야나의 작품은 단순한 섹스 기술이 아닌, 그 이상을 담고 있습니다.

　그는 당시의 문화와 사회가 추구했던 "쾌락의 과학"을 철저히 탐구해 기술했습니다. 바츠야나의 말대로 즐거움은 "건강과 행복을 유지하는 음식"이기 때문이죠.

사랑은 예술이다

카마수트라는 구애부터 연애, 결혼까지의 조언이 담겨 있습니다. 즐거운 삶을 위한 총체적인 접근 방식을 제시하고 있죠. 건전하고 즐거운 삶을 살기 위해서는 몸과 마음을 단련해야 합니다. 이에 바츠야나는 당시 균형 잡힌 삶을 위해 관심을 기울여야 하는 지적·예술적 요소를 64가지로 추려서 추천합니다. 또한 사랑은 육체와 기분이 아닌 전체적인 영혼과 관련된 것이며, 접촉에 의한 쾌락보다 깊이 있는 교감과 성스럽고 영적인 행위로 인식해야 한다고 가르칩니다.

물론 바츠야나의 주장 모두를 현대 사회에 적용하기는 어렵습니다. 성차별적인 요소도 있으며 일부는 잔인하기도 합니다. 그리고 이성애자 커플만을 다루고 있으며 그 외의 성향이나 성별은 인정하지 않습니다. 하지만 카마수트라의 핵심인 쾌락과 관능적인 삶을 사는 방법, 사랑, 욕망, 결점, 친밀감을 탐구하는 인간의 본질적인 습성은 4세기의 인도와 다르지 않기에, 오늘날의 현대인들에게도 큰 울림을 줍니다. 진심 어린 사랑의 힘과 아름다움은 시간과 문화를 비롯한 모든 한계를 초월하기 때문이죠.

몸, 마음 그리고 영혼

"카마수트라는 듣고, 느끼고, 보고,
냄새와 맛까지 느끼는 마음과 함께
영혼까지 동원해 오감으로 즐겨야 한다."

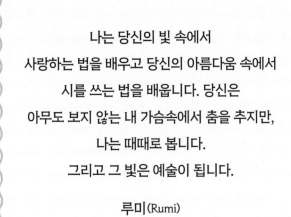

나는 당신의 빛 속에서
사랑하는 법을 배우고 당신의 아름다움 속에서
시를 쓰는 법을 배웁니다. 당신은
아무도 보지 않는 내 가슴속에서 춤을 추지만,
나는 때때로 봅니다.
그리고 그 빛은 예술이 됩니다.

루미(Rumi)

Chapter 1

몸과 마음의
잠든 감각 깨우기

사랑에 빠지는 것은 그 즐거움을 감각적으로 느끼도록 우리의 모든 곳을 깨우는, 마음과 몸과 영혼의 여정입니다. 상대의 마음을 얻을 때부터 안고, 입 맞추고 애태우는 손길 하나까지, 성적 성장의 긴장감을 고조시키는 과정입니다. 그리고 이 모두는, 그 자체로 하나의 예술입니다.

몸의 감각을 예민하게

사랑을 나누는 즐거움을 위해 감각을 깨우는 것은, 성적인 매력이 충만해지는 기쁨을 축하하는 일입니다. 당신의 몸을 존중하고, 사랑하고, 사랑을 나누기 위해 준비하는 것은 축하 과정의 일부죠.

즐겁게 사랑을 나누는 데 가장 중요한 전제는 집처럼 편안하며 방해받지 않고 긴장을 풀 수 있어야 한다는 것입니다. 많은 사람이 자기 몸을 사랑하는 법을 제대로 모릅니다. 너무 크거나 작을 수도 있고, 탄력이 부족한 사람도 있죠. 그러나 세상에 완벽한 사람은 없답니다.

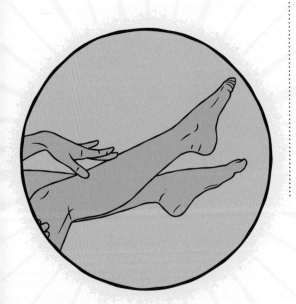

지금 그대로의 완벽함

우리가 내 몸과 친해지기 위해서는 먼저 "자연스러움"을 인정해야 합니다. 우리 몸을 자연의 일부로 이해하려는 노력이 필요하답니다. 자연경관을 바라볼 때 "저 산은 조금 더 작아야 해"라고 하거나 "저 초원은 더 평평해야 해"와 같은 비판의 눈으로 자연을 판단하는 대신, 그저 있는 그대로 받아들일 때처럼 말이죠.

여러분의 몸도 같은 마음으로 바라보세요. 진정한 연인과 함께 판단의 잣대가 없는 시각으로 바라보며, 거대한 자연의 일부로, 지금 그대로의 완벽함을 인식하세요.

카마수트라는 육체를 신성하게 다루어야 한다고 말합니다. 성관계를 위해 몸을 준비하는 과정은 그 경건함을 인정하는 것이라고 가르치죠. 바츠야야나가 살았던 시대의 상류층은 몸을 세심하게 가꾸며 관능적인 즐거움을 누릴 준비가 되어 있는지 확인했습니다.

■ ■ ■ ■ ■ ■

여성의 의무

"상대방을 은밀하게 유혹하고 싶은 여성은
장식이 화려하고 다양한 꽃이나 색으로 꾸며진 옷을 입고
달콤함이 살짝 느껴지는 향수를
약간만 뿌리거나 아예 사용하지 않아야 한다."

■ ■ ■ ■ ■ ■

남성의 의무

"매일 목욕하고, 이틀에 한 번은 오일을 바르고,
사흘에 한 번씩은 거품을 내서 몸을 씻어야 한다.
머리의 체모(얼굴 포함)는 나흘에 한 번씩 다듬고, 그 외의 부위는
닷새나 열흘에 한 번씩 제모한다. 이 과정은 하나도 빠짐없이
반드시 지켜야 하며, 겨드랑이의 땀도 잊지 말고 제거해야 한다."

감각적인 목욕

사랑 나누기 전 목욕을 하는 이유가 단순히 위생 때문만은 아닙니다. 하루의 고단함을 씻어내는 동안 정신적으로도 변화가 생기니까요. 연인과 함께 씻지 못할 때는 다양한 자연을 활용해 보세요. 상쾌하고 즐겁게 목욕을 즐길 수 있답니다. 연인과 함께 개울, 호수, 바다 등 주변의 모든 자연환경을 이용해 물놀이를 즐겨 보세요. 사정이 여의찮을 때는 생수 한 병으로 손과 발을 씻어도 됩니다.

자연환경이 풍부하지 않은 도시에 살고 있다면 집에 가서 목욕하기 전에 연인과 근처 공원이나 동네를 거닐며 나무나 꽃을 살펴보는 방법도 좋습니다.

물로 씻는 것만이 목욕이 아닙니다. 자연의 모든 요소를 활용해 보세요. 따뜻한 날에는 옷을 벗고 상쾌한 "공기욕"으로 맨살에 닿는 신선한 공기를 느껴 보고, 더운 날에는 잠깐의 "일광욕"으로 온몸에 퍼지는 햇빛의 강렬한 에너지를 즐겨 보세요.

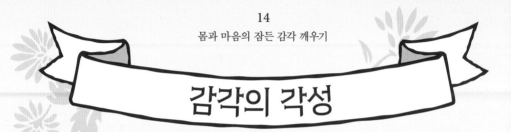

감각의 각성

카마수트라는 음식, 음료, 향기, 음악 등을 감각적으로 즐기라고 합니다. 사랑을 나누기 전에 모든 감각을 깨우면 순수한 기쁨이 고조되는 경험을 하게 됩니다.

최고의 사랑은 섬세한 손길, 상대방만의 독특한 체취, 즐거움의 소리, 피부의 맛 그리고 사랑스럽게 바라보는 눈길 이 모든 자극을 충분히 활용해 모든 감각이 기쁨을 느낄 때입니다. 물론 하나의 감각만 활용해도 쉽게 흥분하기도 합니다. 어떤 사람들은 시각 자극에 예민한가 하면, 직접적인 접촉이 중요한 자극원인 사람들도 많습니다.

익숙한 것도 새로운 방식으로 시도하며, 모든 감각을 깨우는 시간을 가져 보세요. 연인의 상상력을 자극해, 더 재밌고 창의적인 관계를 맺게 되는 해방감을 경험하게 됩니다.

감각 자극 놀이

사랑을 나누기 전에 함께 놀면서 감각을 자극하고 예민하게 만들어 보세요. 연인의 눈을 가린 채 맛보고, 만지고, 냄새 맡고, 들을 수 있는 다양한 소품을 준비하고 순서를 고려해 소풍 바구니에 담으면 "감각 자극 바구니"가 완성됩니다.

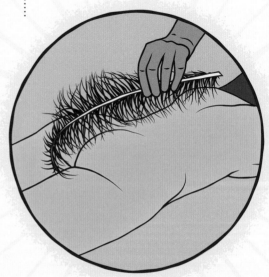

미각

다양한 음식을 한입 크기로 준비하세요. 껍질을 벗긴 포도, 향이 나는 망고나 리치와 같이 식감이 흥미로운 작은 과일 조각도 좋답니다. 초콜릿이나 말린 생강 조각도 사용해 보세요. 더운 날에는 얼린 과일 주스도 훌륭한 선택입니다. 모두 신선한 유기농 식품으로 준비하고 물도 챙겨 두세요.

청각

서로 부딪히며 소리를 내는 자갈, 꺾을 때 소리를 내는 나뭇가지, 바스락거리고 아삭거리는 마른 잎사귀와 같이 "자연의 음악"을 연주할 재료를 찾아 보세요

촉감

어디에 있든지, 우리 주변은 손가락이나 피부를 간지럽힐 풀의 날, 시원한 물방울, 나무껍질, 깃털, 실크 스카프 등 다양한 촉감을 자극할 재료가 가득합니다.

후각

솔방울, 유목(물에 떠다니거나 잠겨 있던 나무 파편 – 옮긴이), 신선한 꽃, 허브는 후각을 자극하기에 가장 효과적인 재료입니다. 에센셜(농축) 오일을 화장지에 묻혀 사용해도 됩니다.

바구니가 준비되면 연인의 눈을 가리세요. 다른 감각이 활성화될 뿐 아니라 관계의 신뢰감과 친밀감이 깊어지는 효과도 있습니다.

각 감각을 차례로 자극하되 충분한 시간을 투자하세요. 입술에 입을 맞추고 먼저 음식을 만진 뒤, 냄새를 맡고 음식을 조금씩 먹여주세요. 귀를 마사지하고 살짝 깨물기도 한 후에 다양한 소리를 들려주세요. 나의 연인은 소리의 정체를 알아챌 수 있을까요?

후각을 자극할 때는 연인의 코 아래로 천천히 움직여 향을 풍기세요. 상대방은 어떤 기억을 떠올릴까요? 향을 바꿀 때는 후각이 회복되도록 시간 간격을 두도록 합니다.

이제 다양한 재료로 감각 자극 놀이를 시작해 보세요.

마지막으로는 꽃이나 조개껍데기같이 아름다운 소품을 고르세요. 연인이 눈가리개를 제거한 후 가장 먼저 보게 되는 것이니 말이죠.

연인으로의 탐험

소풍 바구니의 물건 대신 우리의 감각을 사용하면 에로틱한 변형이 가능합니다. 눈을 가린 후 순서대로 다른 감각을 통해 연인의 몸을 탐색하는 거죠. 몸 구석구석의 체취를 맡고, 손끝으로만 느껴보고, 마지막으로 혀를 사용해서 탐구해 보세요.

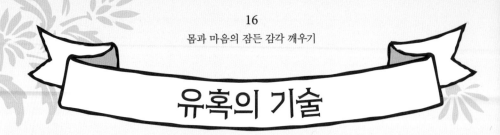

유혹의 기술

카마수트라에서는 사랑의 속삭임, 선물, 함께하는 여가 활동, 이 모든 것이 유혹 기술의 중요한 부분이라고 말합니다. 오늘날에도 유혹을 위한 필수 요소이며 새로운 연인, 긴 시간을 함께한 부부, 모두에게 중요합니다.

바츠야야나는 사랑을 나누기 위해서는 몸뿐만 아니라 마음의 준비도 중요하다고 생각했습니다. 유혹이 자칫 시대에 뒤떨어진 개념처럼 느껴질 수도 있지만, 연인들이 함께 보낸 기간과 무관하게 유혹은 늘 큰 기쁨을 선사합니다.

카마수트라에서는 사랑을 나누기 전에, 대화하고, 음식을 섭취하며 서로를 부드럽게 어루만져주는 시간을 보내라고 조언합니다. 바츠야야나는 당시의 전형적인 유혹 상황을 묘사하며 설렘을 고조시키는 훌륭한 방법으로 "음란한 대화"를 추천합니다. 환상적이고 로맨틱한 상황에 대해 상대방과 대화를 나누세요. 상상력을 발휘해 대화를 이어가도록 합니다. 사랑의 편지를 전하고 서로에게 섹시한 문자 메시지와 이메일도 보내세요. 에로틱한 대화의 최음 효과는 아무리 강조해도 지나치지 않답니다.

사랑의 선물

바츠야야나는 상대방의 마음을 얻고 싶을 때 꽃다발, 옷, 보석을 선물하라고 조언했습니다. 이 방법은 오늘날에도 여전히 통용되는 유혹하는 선물들이죠. 선물이 유혹의 중요한 비중을 차지한다는 사실은 맞지만, 반드시 물질적일 필요는 없습니다.

예를 들어, "사랑해요"나 "너무 멋있어요"와 같은 칭찬, 상대방의 변화(예: 헤어 스타일, 새 옷 등)를 알아차리고 이에 대한 언급도 선물이 된답니다. 오래된 연인들에게는 상대방이 여전히 자신을 "바라보고" 있음을 상기시켜서, 감동받게 되니까요. 또 연인이 가장 좋아하는 음식을 요리하는 것(그리고 뒷정리까지)과 같은 일상에서의 배려가 당신의 진심을 전하는 선물이랍니다.

취미를 공유하는 간단하고 여유로운 즐거움을 만끽하는 두 사람이 함께하는 시간은, 관계가 주는 가장 큰 선물 중 하나입니다. 특히 자녀가 있는 경우에는 이런 활동이 더욱 중요합니다. 가끔은 두 사람이 부모인 동시에 연인임을 상기할 필요가 있으니까요. 늘 서로 새롭게 유혹하는 시간을 가지며 연애 초반에 느꼈던 사랑의 열정에 다시 불을 지펴 보세요.

사랑의 대화

"남성은 하인을 거느리고 친구들과 꽃으로 장식하고
향수가 뿌려진 사교장에서 여성을 맞이해야 한다. 깨끗하게 씻고
드레스를 입은 여성이 오면 그녀를 초대해 다과를 자유롭게 즐기도록 권한다.
그 후 여성을 남성의 왼쪽에 앉히고 그녀의 머리카락과 옷,
장식을 쓰다듬은 뒤 오른팔로 부드럽게 껴안아 준다. 그 후에 두 사람은
다양한 주제로 즐거운 대화를 계속 이어가되,
평소 다른 사람들에게는 밝히기 어려웠던 비밀스럽고
음란한 성적 판타지 등도 이야기해야 한다."

연인만의 놀이

"소년이 소녀에게 사랑에 빠지기 시작하면, 함께 시간을 보내고
꽃을 따서 꽃다발이나 화관을 만들어 건네거나,
그녀의 가족으로 지내는 역할 놀이, 요리하기, 주사위나 카드놀이 등
소녀의 나이에 적합한 다양한 놀이와 선물로
즐거움을 선사해야 한다."

포옹

연인이 안고 있는 순간은 고요함만이 존재합니다. 팔로 연인의 몸을 감싸고 온몸과 마음으로 사랑을 표현해 보세요.

상대방을 그저 사랑스럽게 안기만 해도 우리는 커다란 행복감에 휩싸입니다. 옷을 벗지 않고 오래 안고 있는 편안한 느낌의 포옹이든, 더 열정적인 단계로 가기 전의 서막이든, 사랑을 나눈 후의 행복과 만족감을 즐기는 여운이든, 연인의 품에 안기면 친밀감이 높아지기 마련입니다.

바츠야야나는 이를 이해하고 "함께하는 남녀 모두를 위한 사랑"을 나타내는 포옹에 카마수트라 한 장 전체를 할애해 설명했습니다. 신기하고 선정적인 체위가 가득하기로 유명한 작품이라는 명성과 다소 어울리지 않다는 생각을 가지는 사람도 있겠지만, 포옹의 효과를 가장 제대로 누리는 순간은 그저 안고만 있을 때랍니다.

부드러운 스킨십

연인의 긴장감이 느껴지면 당신의 팔로 조용히 안고, 깊은 포옹으로 상대의 어깨가 이완되고 힘이 빠지며 몸이 부드러워짐에 따라 긴장감도 점차 사라지기 시작하는 순간을 느껴 보세요. 목적이나 기대 없이 이루어지는 이런 부드러운 접촉은 두 사람의 친밀감 형성에 매우 효과적입니다.

물론 포옹에 따르는 효과가 있기에 의도가 생기고, 의미도 부여하게 되겠지만, 두 사람이 항상 하나라는 기분을 느낀다는 사실을 가장 중요하게 생각해야 합니다.

녹아내리며 하나가 되는 순간

사랑을 천천히 즐기고 싶을 때 포옹은 더욱 중요해집니다. 오랜 시간을 들여 온몸을 어루만지며 서로를 안아주는 "녹아내리는 포옹"은 관계 전 부드럽게 서로의 "호흡"을 맞추는 데 효과적입니다. 서로를 안아주면서 호흡의 조화를 이루어 보세요. 그리고 그 순간을 인지하고 두 사람을 잇는 사랑을 즐겨 보세요.

어떤 형태든 연인과 안고 있는 매 순간은 모두 소중함을 기억해야 합니다. 평소에 먼저 포옹을 푸는 쪽이었다면, 다음부터는 조금 더 길게 끌어안으며 포근한 품에서 당신의 사랑을 표현해 보세요.

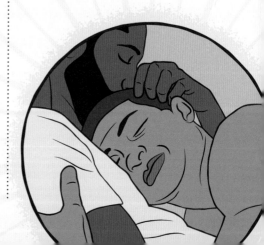

포옹

바츠야야나는 환경이나 의도에 따라 달라지는 다양한 포옹을 관찰했고,
이 단순한 접촉으로 인간이 느끼게 되는 즐거움을 이야기했습니다.

"남성이 우연을 가장해 여성의 앞이나 옆으로 가서
자신과 여성의 몸을 접촉하는 것을 '감촉 포옹'이라고 한다."

"아무도 없는 곳에서 여성이 마음에 드는 남성을 보고는
몸을 굽혀 무언가를 줍는 척하며 남성을 가슴으로 누르고,
그 의미를 알아챈 남성이 두 손으로 그녀의 가슴을 움켜쥐는 것을
'도발 포옹'이라고 한다."

"연인이 느긋하게 산책하다가, 혹은 공공장소에서
함께 걸을 때나 인적이 드문 곳을 걸을 때
서로의 몸을 지그시 누르며 비비는 것을
'문지르기 포옹'이라고 한다."

"한쪽이 상대방의 몸을 벽이나 기둥에 대고
강하게 누르는 것을 '압박 포옹'이라고 한다."

연인의 몸 탐험하기

사랑하는 사람을 머리부터 발끝까지, 몸 구석구석을 살피며 당신의 손길로 온몸의 감각을 깨우는 시간은 연인과의 친밀감을 높이는, 아름다운 선물입니다.

동양에서 전해지는 비법에 따르면 상상력을 가득 발휘한 풍부한 접촉은, 몸 전체를 성감대로 만든다고 합니다. 연인의 몸 구석구석을 느껴 보세요. 연인이 누워서 휴식을 취하고 사랑받는 기쁨에 몸부림치는 모습을 보게 될 것입니다.

이 과정이 주는 즐거움 중 하나는 예상하지 못했던 성감대(핫 스팟, Hot spot)를 찾게 된다는 것입니다. 그래서 성감대가 집중되어 있는 가슴과 성기를 피하고, 성감대가 아니라고 생각하는 곳을 집중적으로 공략합니다. 시작하기에 좋은 몇 가지 방식을 소개하겠습니다.

- 연인의 머리를 어루만집니다. 천천히 손끝으로만 쓰다듬다가 손끝을 머리카락 속으로 넣어 쓰다듬습니다.
- 손부터 팔을 손톱 끝으로 따라 긋다가, 손목에서 팔꿈치 주름까지 이어지는 안쪽 팔을 혀로 핥아 줍니다.
- 연인의 등을 부드러운 애무와 천천히 원을 그리는 방법으로 구석구석 훑어준 뒤, 입술을 피부 아주 가까이에 대고 긴 숨을 내쉽니다.
- 엉덩이를 주무르고 부드럽게 흔들다가 엉덩이와 허벅지가 만나는 곳의 주름을 따라 키스해 줍니다.
- 발가락을 가지고 놀다가 각 발가락을 차례로 부드럽게 당기고 누른 후 발가락 사이의 주름에 입김을 불어 줍니다.

다양한 방법으로 접촉하기

손과 손가락으로 쓰다듬고 주무르고 누르고 감싸세요. 손끝으로 원을 그리기도 하고 몸을 따라 긋고 애무하고 긁기도 하고 가볍게 찔러 짜릿함을 느끼게 만들어 보세요. 단, 천천히, 느린 속도로 하며 흐름이 끊기지 않도록 주의해야 합니다.

입과 혀를 사용해서 애무하듯이 끈적하고 열정적인 키스를 나누세요. 입김을 불었다가, 살짝 깨물기도 하고, 빨기도 하며, 맛을 느껴 보세요.

전신을 이용하세요. 발가락으로 부드럽게 꼬집거나 원을 그리며 종아리를 쓰다듬고 엉덩이도 주물러 보세요. 머리카락이 길다면 연인의 피부를 따라 부드럽게 쓸어 보세요.

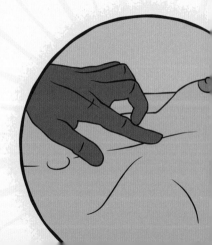

할퀴기

"사랑이 격렬해지면 손톱으로 누르거나 할퀴게 된다."

가볍게 긁기만 해도 피부에 자극을 줍니다. 손톱을 사용할 때는 아주 가벼운 자극으로 시작하고, 연인의 반응을 살펴야 합니다.

바츠야야나는 현대인들이 놀랄 만큼 큰 열정을 가지고 연인을 할퀴는 것에 대해 말했습니다. 다양한 방법으로 흔적을 새길 수 있으며 이런 "사랑의 흔적"은 그것을 남긴 사람을 떠올리게 합니다.

- 누르기: 피부를 눌러 생긴 움푹 들어간 흔적.
- 반월: 손톱 하나로 만든 반 곡선 흔적.
- 만월: 서로 마주 보는 위치에 남겨져, 합쳐지는 원이 되는 두 개의 반월 흔적.
- 선: 피부를 손톱으로 할퀴어 만든 선 한 줄.
- 호랑이 발톱: 굵은 곡선.
- 공작의 발: 다섯 손톱을 모아 남긴 흔적.
- 푸른 연꽃잎: 나뭇잎 모양의 흔적.

관능적인 마사지

사랑으로 어루만지는 손길은 달콤한 기대감을 불러일으키는 가장 섹시한 스킨십 중 하나죠. 관능적인 마사지는 상대방의 몸 구석구석을 탐험하며 감각을 예민하게 만드는 데 가장 좋은 방법입니다.

집과 야외

마사지는 최고의 휴식이기도 합니다. 완전한 행복감을 느끼기 위해서는 편안하고 따뜻하며 방해 요소가 없어야 하죠. 집에서 할 때는 연인이 편안히 누울 수 있는 공간을 준비하세요. 몸 전체를 움직이기에 불편함이 없을 만큼 충분히 넓은 곳이어야 합니다. 그리고 연인에게 좀 더 다양한 자극을 주는 요소들을 추가하며 꾸며봅시다. 예를 들어, 강렬하고 다양한 색상은 시각을 자극합니다. 은은한 음악도 괜찮겠죠. 집을 벗어나 낭만적인 야외로 나간다면, 약간의 노력은 더 필요하지만, 시냇물이 흐르는 소리나 바다 냄새 등의 다양한 자극이 가미되며 풍부한 경험을 하게 될 것입니다.

그러나 반드시 둘만의 사생활이 보호되고, 방해하는 요소가 없는 곳이어야 완전한 휴식을 누릴 수 있다는 점을 기억하세요. 날씨가 따뜻하면 옷을 다 벗는 게 가장 편하겠지만, 따가운 햇살에 피부가 상하지 않도록 그늘진 곳으로 가세요. 큰 나무 아래 자연이 만들어 준 그늘이 가장 이상적이랍니다.

마사지 준비하기

시작하기 전에 모든 준비물을 갖추어두세요. 필수품은 다음과 같습니다.

- 몸을 눕히기에 좋은 부드러운 깔개(담요를 시트나 수건으로 덮으면 매트리스처럼 느껴집니다. 또는 캠핑 매트나 침낭을 사용해도 됩니다).
- 수건(넉넉하게 준비하세요 – 무릎, 팔꿈치, 발목을 지탱할 때 깔기도 합니다).
- 누웠을 때 머리를 편안하게 해 줄 베개(수건을 돌돌 말아도 됩니다).
- 위쪽에 있는 사람의 무릎 아래에 놓을 부드러운 천.
- 오일(다음장 참고).
- 몸을 덮을 부드러운 천(마사지를 마친 후 받은 사람이 옷을 입지 않아도 따뜻하고 편안함을 느끼도록).
- 마사지 후 마실 물.

오일

마사지를 준비하는 과정에서 오일을 고르는 것은 그 자체로 자극적인 경험이랍니다. 아몬드나 포도씨 또는 캐리어(베이스) 오일을 사용하면 손이 매끄럽게 움직이는데 도움이 됩니다. 거기에 에센셜 오일을 섞어 향기를 더해 주세요. 단, 반드시 희석해 사용해야 합니다. 캐리어 오일 두 큰술과 에센셜 오일 여섯 방울을 섞은 정도가 전신 마사지에 적합한 양입니다.

백단향, 일랑일랑, 장미, 재스민 등의 에센셜 오일에는 최음 효과가 있습니다. 훌륭한 만능 오일이자 긴장 완화에 탁월해 주로 휴식을 취하고 싶을 때 사용하는 라벤더 오일이 있는가 하면, 아주 자극적인 설레임을 주는 네롤리 오일도 있으니 두 사람에게 행복감을 선사할 조합을 찾기 위한 실험을 해보기를 추천합니다.

주의사항

- 에센셜 오일은 농축된 상태여서 매우 자극적이니 절대 원액 그대로 피부에 사용하지 마세요.
- 일부는 태양에 민감한 반응을 보이거나 피부 자극을 유발하는 경우가 있습니다.
- 임산부나 환자는 사전에 전문 의료인 또는 아로마테라피스트(anromatherapist, 아로마 치료사)와 상의해야 합니다.
- 비교적 최근에 입은 부상과 상처 난 피부, 정맥류 등이 있는 부위는 마사지하면 안 됩니다.
- 심혈관 질환이 있는 경우, 자극적인 마사지를 받기 전에 전문 의료인과 상의해야 합니다.

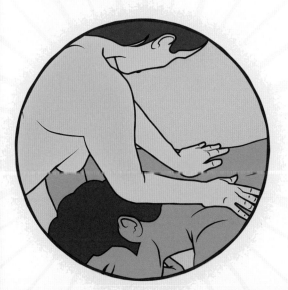

나를 위한 준비 사항

마사지를 받고, 하는 것이, 두 사람 모두에게 행복한 일인지 확인해 보세요. 피로감이나 원망 같은 모든 부정적인 감정이 손을 통해 전해질 수 있음을 명심하세요. 먼저 함께 편안히 호흡하고 서로를 바라보며 두 사람의 마음을 맞추면 좋습니다.

마사지를 해주기 전 스트레칭으로 목과 어깨 근육을 이완시키고 손도 흔들어 풀어줍니다. 마사지를 할 때는 근육에 힘을 주는 대신 체중을 싣고 팔로 밀기보다는 몸 전체를 움직이도록 합니다. 너무 세게 누르지 않도록 긴장을 풀고 리드미컬한 움직임을 유지하세요.

마사지 기술

감각을 깨우는 마사지는 그냥 해도 직관력, 상상력, 적극성을 자극하는 효과가 있지만, 기본적인 몇 가지 기술을 배워두면 자신감도 생기고 더 효과적일 것입니다.

기본적인 기술은 배우기 쉬울뿐더러 평소 연인과의 스킨십에도 상당한 도움이 된답니다. 마사지 도중 오일 보충 등으로 잠시 멈추거나 접촉을 끊어야 할 때, 또는 마사지 방식을 바꿀 때는 최대한 상대방이 눈치채지 못하도록 자연스럽고 부드럽게 하는 것이 좋습니다.

쓰다듬기

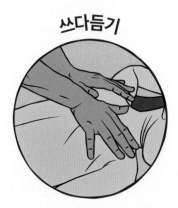

마사지를 시작할 때의 동작입니다. 쓰다듬기는 말 그대로 넓게 쓰다듬는 동작을 의미하죠. 오일을 손에 바르고 몸 위를 미끄러지듯 길고 넓게 움직이며 긴장된 부위를 찾아보세요.

주무르기

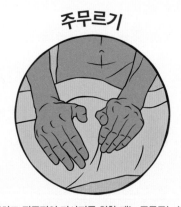

더 강하고 집중적인 마사지를 원할 때는 주무르는 방법이 더 적합합니다. 손을 번갈아 움직이며 상대의 살을 반죽처럼 잡고, 굴리고, 당기며 마사지하세요. 이 기술은 특히 허리 주변과 엉덩이에 사용했을 때 좋은 느낌을 강하게 줄 수 있습니다.

문지르기

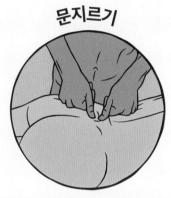

긴장이 심한 부위는 마찰을 이용해 풀어줍니다. 엄지에 체중을 싣고 부드럽게 원을 그리며 해당 부위에 힘을 가하면 됩니다.

바탕손으로 문지르기

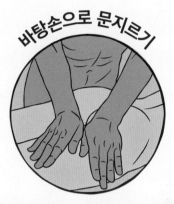

손을 쭉 펴고 손가락과 손바닥을 들어 올려 손바닥 아랫부분으로 작은 원을 그리며 깊숙히 근육을 밀면 됩니다. 허벅지 근육과 엉덩이에 특히 효과적입니다.

주먹뼈로 문지르기

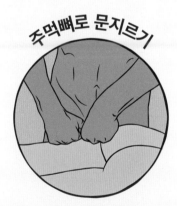

엉덩이나 허벅지같이 살이 많은 부위에 효과적입니다. 가볍게 주먹을 쥐고 튀어나온 주먹뼈(중수골)로 누르고 돌리며 마사지하면 됩니다.

손끝 마사지

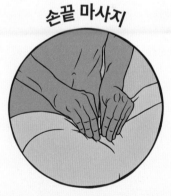

얼굴을 가볍고 섬세하게 애무할 때는 손가락 끝을 이용해 보세요. 작은 손가락의 끝으로 연인의 등을 따라가 보세요.

관능적인 마사지해주기

다음의 내용에 따라 마사지하세요. 연인이 특히 좋아하는
동작을 반복하면 점차 관능적인 마사지가 되어갑니다.

　연인의 몸 구석구석을 훑고 느끼는 일은 훌륭한 선물
이지만, 전신 마사지를 할 만큼의 시간이 없다면, 일부분
만을 해주어도 좋은 시간을 보낼 수 있습니다.

　연인의 반응이 가장 좋았던 동작을 찾아냈다면, 그만
을 위한 맞춤형 마사지를 개발해 보세요.

성욕을 자극하는 마사지법

　연인을 서서히 자극하는 방법 중 하나는 머리에서
시작해 복부를 지나 점점 아래를 향하다가, 발에서
다시 복부를 향해 마사지하며 생식기 부근에서 마
사지를 마치는 것입니다.

등

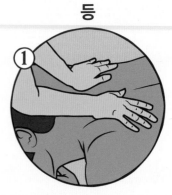

손의 체온으로 오일을 따뜻하게 만든 후 연인 등의 척추 양
쪽을 손바닥으로 아래로 쓸 듯이 미끄러지며 내려갔다가
다시 목으로 올라가면 됩니다.

다리 뒤쪽

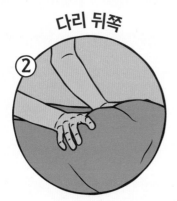

엉덩이를 손바닥 아래쪽으로 일정한 리듬으로 밀듯이 마
사지하세요. 엄지와 집게손가락으로 V자 모양을 만들어 다
리 근육을 꽉 쥐어주세요. 단, 무릎 뒤쪽은 조심해야 한답
니다.

얼굴

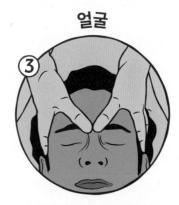

연인이 등을 대고 누운 후 머리 양쪽에 무릎을 꿇고 마사지
를 시작합니다. 바깥쪽으로 움직이되, 눈과 턱 주변은 아주
조심스럽게 마사지하세요. 이마 중앙에 양손의 엄지손가
락을 대고 점차 멀어지도록 밀어주세요. 귓불을 살짝 당기
고 쥐어짜며 마무리하면 됩니다.

팔과 손

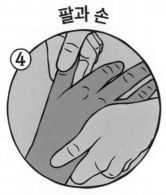

팔 근육의 결을 따라 마사지한 다음 쓰다듬기 기술로 팔꿈치부터 어깨를 마사지하세요. 엄지손가락을 사용해 관절과 관절 사이, 양손을 마사지하세요. 각각의 손가락도 차례로 부드럽게 당겨주세요.

가슴과 복부

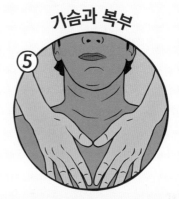

쓰다듬기 기술로 미끄러지듯 가슴과 가슴골을 마사지해 긴장을 풀어주세요. 따뜻하고 부드러운 손길이 끊기지 않게 복부로 내려가 배 중앙에 잠시 손을 가만히 대고 있으세요. 그 후 손을 시계 방향으로 돌리듯 움직이면 됩니다.

다리 앞쪽

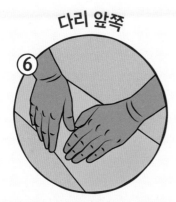

허벅지는 주무르기 기술을 사용해 깊은 압력을 가하고 무릎은 부드럽고 가볍게 원을 그리며 마사지하세요

발은 매우 중요합니다

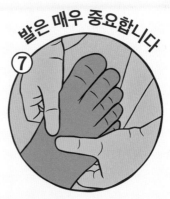

먼저, 따뜻하게 발을 잡고 그대로 잠시 시간을 가지세요. 그 후 엄지손가락을 부드럽게 움직이며 발등을 마사지합니다. 발가락들을 차례로 살짝 당기고, 늘리고, 흔들며 장난치듯 자극을 주세요. 발등 주위에 약간의 압력을 주며 만진 뒤 다시 사랑을 담아 양손으로 감싸며 마무리합니다.

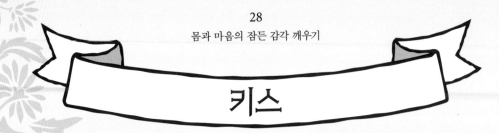

키스

사랑을 나누기 전이나 후 또는 도중에 하는 키스는 서로를 더 깊게 연결해주는 중요한 스킨십입니다. 카마수트라를 따르는 사람들은 '입의 기술'을 그 자체가 하나의 예술이라고 생각합니다.

입은 기쁨을 주고받는 데 특화된 부위입니다. 신경 말단으로 가득하며 음경(혀)과 외음부(입과 입술)의 특성이 공존하는 부분입니다. 동양의 고대 서적인 탄트라경에 따르면 여성의 윗입술은 특별한 신경 통로로 음핵과 연결되어 있다고 합니다.

　새로운 사람과의 풋풋한 첫 키스부터 격정적인 키스, 관계 후의 키스까지, 우리가 하는 키스는 그 방식에 따라 많은 것을 표현합니다. 깃털처럼 가볍고 부드러운 키스는 다정함을 느끼게 하고, 깊고 진한 키스는 사랑의 열정과 성적 흥분을 강하게 느끼게 되죠.

　바츠야야나는 연인에게 가볍게 입을 맞추는 "일상적인" 키스부터 강렬한 "혀 놀림"에 이르기까지 다양한 유형의 키스를 소개합니다.

　키스는 흥분과 열정을 자극하는 전희의 필수 요소입니다. 하지만 오래 나누는 섹시한 키스의 기쁨을 전희로만 여기지 말고, 일상에서 늘 즐겨야 합니다. 이는 특히 오래된 연인들에게 더욱 중요합니다.

자극적인 도발 키스

연인에게 하는 키스는 상대방을 부드럽게 자극하는 동시에 당신의 욕망을 다정하게 전하는 방법이기도 합니다. 카마수트라는 아름다운 두 가지 방식의 "도발 키스"

를 알려줍니다(다음 내용 참조).

깜짝 키스

아래의 방법으로 입과 혀로 길게 키스를 하며 연인을 놀라게 하고 말없이 당신의 사랑을 모두 전해 보세요.

• 연인의 엄지손가락을 비롯한 손가락을 빨고 손가락 사이의 피부를 핥으세요.
• 상대방의 입을 섬세하게 핥고 빨다가 윗입술이나 아랫입술을 당신의 입술 사이에 넣고 부드럽게 빨고 핥으세요.
• 윗입술이나 아랫입술을 이로 살며시 깨물어 봅니다.
• 입 주변에 키스하다가 윗입술과 아랫입술에 차례로 키스하세요. 혀를 섬세하게 놀리며 밀어 넣었다가 빼고 과감하게 휘젓습니다.
• 격정적이고 거친 키스와 부드럽고 가벼운 키스를 번갈아 하세요.

관능적인 키스

얼음이나 차가운 물, 따뜻한 음료 등 다양한 온도로 반응을 시험해 보세요. 키스하기 전에 차례로 혀 온도를 바꾸어 대조적인 감각으로 연인을 놀라게 해줍시다.

각성

"남성이 잠든 사이 여성이 그의 얼굴을 보고 자신의 의도나
욕망을 표현하는 것을 사랑에 불을 지피는 '도발 키스'라고 한다.
밤늦게 귀가한 이가 침대에서 사랑스럽게 잠든 연인을 보고
자신의 욕망을 전하기 위해 키스하는 것을
'각성 키스'라고 한다."

카마수트라의 키스 게임

"누가 먼저 상대방의 입술을 잡는지 내기하는 키스 게임이 있다.
여성이 지면 우는 척하고 악수한 뒤 돌아서서
'한 번 더 내기해요'라고 말한다.
여성이 두 번째 지게 되면 두 배로 괴로운 척해야 하고
연인이 경계를 풀거나 잠들었을 때
그의 아랫입술을 입에 넣고 빠지지 않게 이로 살짝 문 뒤
큰소리로 남성에게 춤을 추고 농담으로
자신을 재밌게 해달라고 말해야 한다."

황홀한 입의 기술

입만 사용하는 애무는 매우 에로틱한 전희입니다. 가벼운 키스로 시작해, 입술로 연인의 몸 윤곽을 천천히 훑으며 음미해 보세요.

곡선 애무

배를 가로지르는 부드러운 키스는 놀라울 정도로 관능적인가 하면, 허벅지 안쪽에 섬세하게 하는 키스는 많은 이들을 애태웁니다. 목덜미의 부드러운 솜털을 가볍게 물어 보고 어깨선을 따라 혀를 움직여 보세요. 코와 입을 비비며 연인의 부드러운 피부(팔꿈치, 겨드랑이 등의 작은 부위)를 찾고 더 넓은 부위에는 진하게 키스해주세요.

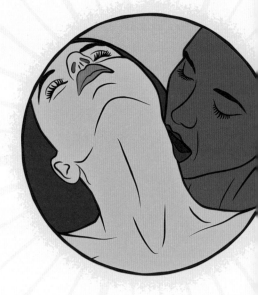

귓불을 살짝 깨물고 혀로 연인의 귓속을 부드럽게 핥으며 탐험해 보세요. 상대방이 굉장히 흥분할 수도 있지만, 황홀한 신음 대신 간지럼을 타는 사람도 있습니다. 당황하지 마세요. 모든 사람의 취향이 같을 수는 없으니까요!

입술, 혀, 치아로 연인의 젖꼭지를 가지고 놀아 보세요. 남성도 여성과 마찬가지로 젖꼭지가 예민한 사람이 있는가 하면 둔감한 사람도 있습니다.

깨물기, 사랑의 흔적

조금 더 강한 키스를 하고 싶을 때 가볍게 깨물고 싶은 유혹을 느끼는 경우가 있습니다. 바츠야야나는 "윗입술, 입 안쪽, 눈을 제외하고 키스할 수 있는 모든 부위는 깨물어도 된다" 라고 말했습니다.

깨물게 되면 붉은 자국이 남는 만큼, 고통도 뒤따르기 때문에 부드럽게 시작하고 연인의 고통 정도를 살피며 진행해야 합니다. 강하게 깨물기보다는 엉덩이와 같이 살이 많은 부위에 살짝 잇자국을 내는 방식이 좋습니다. 카마수트라는 재밌는 깨물기 기술을 자세히 알려줍니다. 그중 몇 가지는 다음과 같습니다.

- 숨겨서 깨물기 – 피부가 매우 붉게 물듭니다.
- 부은 깨물기 – 피부가 양쪽으로 눌리게 됩니다.
- 포인트 – 피부의 작은 부위를 치아 두 개로만 물었을 때의 흔적.
- 점선 – 피부의 작은 부위를 모든 치아로 물었을 때의 흔적.
- 산호와 보석 – 입술(산호)과 치아(보석)를 하나로 모아 무는 방법.
- 망가진 구름 – 원 모양으로 불균등하게 솟아오르는 자국이 가슴에 남겨지며, 치아 사이의 공간으로 인해 생긴 흔적.
- 멧돼지 물기 – 가슴과 어깨에 넓은 여러 개의 자국이 서로 가까이 생긴 흔적.

네 가지의 키스

"신체의 여러 부위에 따라 키스 방식도 달라집니다.
일반적, 빨아들이기, 압박하기, 부드럽게 하기, 총 네 가지 방식으로,
신체 부위에 따라 적절한 키스 유형도 달라지기 때문입니다."

오럴섹스: 천상의 기쁨

성행위 중에서 가장 친밀하며 성적 만족감이 큰 행위 중 하나는 오럴섹스입니다. 이는 사랑하는 사람의 소중하고 은밀한 부위를 숭배하는 "존중"의 행위이기도 합니다.

성의 상징화

카마수트라는 남성과 여성의 생식기는 신성하며, 경건하게 대해야 한다고 말합니다. 외음부는 여성의 몸에서 가장 신성한 부분으로 생명의 출구로 여깁니다. 산스크리트어로 "요니(Yoni)"는 여성의 성기를 뜻하는 동시에 전우주의 모든 생명과 행복의 원천인 "신성한 곳"이라는 의미도 가집니다. 위대한 여신의 여성 에너지를 상징하며 선사시대에는 이를 "요니 여신", 비너스로 알려진 외음부를 과장한 조각상으로 만들어 숭배했습니다.

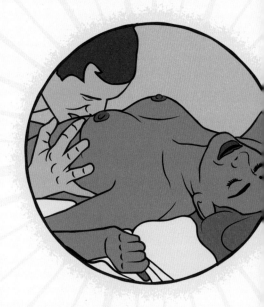

정력과 다산

직립한 남근은 남성의 정력과 다산을 의미합니다. 산스크리트어로 "링감"이라 부르며 인도에서는 시바 신의 남성 에너지를 상징하죠. 링감 조각은 힌두 사원에 배치되어 있는데 자손과 쾌락의 상징으로 숭배됩니다. 이런 링감의 상징성으로 인해 종종 남성과 여성 에너지의 불가분성을 나타내기 위해 바닥에 요니를 배치하는 경우도 있습니다.

서로, 함께, 오럴섹스

바츠야야나는 우리가 흔히 "69"라고 부르는 상호 오럴섹스 자세를 "까마귀 섹스"라고 불렀습니다. 함께 즐기기 좋은 방법으로 한 명이 위에 올라가 엎드려 눕는 자세가 있습니다. 이는 시각적 자극은 훌륭 하나 사실 많은 연인에게 가장 편안한 자세는 상대방의 허벅지 쪽으로 머리

를 두고 나란히 옆으로 눕는 것입니다.

이 자세는 막간을 이용한 자극적인 전희로만 활용할 때 가장 효과적입니다. 왜냐하면 두 사람 모두 자신의 쾌감을 오롯이 즐기거나 연인의 애무에 집중하기 어렵기에 "함께 최악의 상태"가 되기도 하니까요.

아, 너무 흥분해서 연인의 성기를 깨물지 않도록 주의하세요!

■ ■ ■ ■ ■ ■

까마귀 섹스

"남녀가 서로 머리를 상대방의 발 쪽으로
향하게 누워 섹스하는 것을
'까마귀 섹스'라고 한다."

황홀한 펠라티오 기술

펠라티오는 강렬한 성적 자극을 주기에 만족도가 매우 높은 행위입니다. 연인이 입으로 당신을 즐겁게 해주는 데 열정적이라는 사실 자체만으로도 훌륭한 최음제가 됩니다.

자극적인 혀 놀림

즐거움을 극대화하기 위해, 그리고 연인이 너무 빨리 사정하지 않도록, 서서히 자극하고 감각의 변화를 이끌어야 합니다. 촉촉한 입에 성기를 제대로 넣었을 때 가장 효과적이니 침으로 입술을 계속 적셔서 미끌미끌한 감촉을 유지하세요.

먼저, 남성의 링감 주변 전체를 자극하며 그를 흥분시키세요. 그의 음모를 가지고 놀고, 마사지하고, 키스하고, 허벅지 안쪽을 핥고, 음낭과 링감에 가장 가까운 경계선의 맨 위에서부터 혀를 움직이며 그를 애태워 보세요.

음낭을 잡고 피부(가장 민감한 음낭의 뒤쪽 주변)를 섬세하게 당기고 간지럽히고 꼭 쥐어 보세요. 그 뒤 입에 물고 혀를 돌리고 튕기듯 핥으며 맛있게 음미합니다.

빙빙 돌리고 톡톡 핥으세요.

링감의 기둥을 단단히 잡고 혀 전체와 끝부분을 번갈아 사용하며 음경을 따라 핥으며 시작하세요. 그 후 혀로 귀두 주위를 가볍게 톡톡 치다가 천천히 입술과 혀를 돌리듯 움직여 귀두 주위를 핥습니다. 동시에 손은 음경을 잡고 압력의 강약을 리드미컬하게 조절하거나 타액을 윤활제 삼아 위아래로 움직이면 됩니다. 귀두 주위를 혀로 휘젓다가 입안에 음경을 가득 넣고 전체를 휘감듯 혀를 움직입니다.

목뒤의 근육을 이완시킨 뒤 목 안으로 깊이 삼키는 것도 시도해 보세요. 남성은 이색적인 자극을 느끼게 될 것입니다. 그 후 그를 애태우듯 입에 넣고 천천히 그리고 점차적으로 입을 가능한 끝까지 아래로 움직여 세게 빨아들입니다. 다시 천천히 입을 위로 움직인 후 멈추고 짧은 간격을 두고 입술로 더 세게 누르고 빨아들입니다.

마법 피리

입과 손가락을 번갈아 사용해 '플루트 연주'를 시도해 보세요. 피부가 아래로 당겨지도록 뿌리 쪽을 단단히 잡고 손가락으로 음경을 위아래로 움직이는 "콕스크류"를 합니다. 가장 민감한 부분인 귀두 아래쪽을 세게 쥐어 보기도 하고, 살짝 꼬집고, 살살 긁어줍니다. 링감을 애무하다가 손이 바쁘지 않을 때는 허벅지나 엉덩이나 젖꼭지를 가지고 놀아주세요.

그의 흥분이 최고조에 이르면, 대부분 손과 입의 압력을 강하고 리듬감 있게 움직여 관계할 때처럼 느끼길 원하게 됩니다. 이때 남성은 여성의 입에 너무 깊이 찔러 넣지 않도록 주의해야 하고 절정의 느낌이 오면 미리 알려주어야 합니다. 관계할 때의 남성의 움직임처럼 혀끝으로 음경 전체를 날름거리듯 핥고 손도 위아래로 움직여 줍니다.

오럴섹스와 카마수트라

카마수트라에는 다음과 같이 "입 놀림"에 대한 창의적인 방법이 제시되어 있습니다.

- 섹스 같은 오럴섹스 – 링감 전체를 입으로 부드럽고 가볍게 위아래로 움직이는 것.
- 망고 핥기 – 링감을 맹렬하게 빨고 절반 정도를 입에 넣고 힘 있게 키스하는 것.
- 안쪽 누르기 – 링감을 더 깊숙이 입 속에 넣고 빨아들인 후 입술로 문 채 빼는 것.

그 자체를 즐기세요

그에게 기쁨을 주어야 한다는 부담감에 링감을 어려워할 필요가 없습니다. 모든 단계가 그의 링감을 깊이 사랑하는 마음을 전하게 되므로, 그 자체가 연인에게 매우 긍정적인 일입니다.

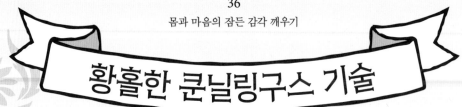

황홀한 쿤닐링구스 기술

남성이 입으로 외음부를 애무하는 것은 강렬하고 황홀한 자극을 느낄 수 있습니다. 성교 중에 오르가 슴을 느끼지 못하는 여성 중 오히려 오럴섹스로 오르가슴에 더 쉽게 도달하는 경우가 많으며 심지어 여러 번의 절정을 즐길 수도 있습니다.

쿤닐링구스는 "온몸"으로 느낄 때 만족도가 가장 높습니다. 그러니 성적 긴장도를 천천히 높이도록 하세요. 연인의 몸 전체를 쓰다듬고 키스하며 시작하세요. 가슴과 젖꼭지를 애무한 뒤 천천히 아래로 내려가 간지럽히듯 배, 허벅지 안쪽, 허벅지 상단과 치골이 만나는 살결을 따라 애무하며 핥으세요.

그녀의 몸에 부드럽게 키스를 하기 전에 요니를 감상하며 소감을 전하는 시간을 가지세요. 이제, 혀를 이용해 회음부(항문과 질 사이)부터 음핵까지, 한 번에 세게 누르며 핥습니다. 요니의 입술에 키스한 후 네 손가락과 엄지를 둥글게 모아 위아래로 부드럽게 움직이며 그 사이로 보이는 피부를 빨고 살짝 긁으며 자극하세요.

그 후 입술을 벌리고 입, 입술, 혀, 손가락을 사용해 대음순과 소음순을 가지고 놀 듯 애무하면 됩니다. 혀나 손가락으로 부드럽게 음핵의 제일 윗부분을 밀어도 보고, 입술로 고정시킨 후 빨고 혀로 튕겨도 보세요. 혀끝으로 때로는 강하게, 때로는 부드럽게 살짝 밀어 넣으며 자극하세요.

서로를 안내하세요

당신의 연인이 너무 흥분해서 말로 의사를 전달하기 힘들 때는 반응을 살핌으로써 자세를 바꾸거나 더 자극해야 할 부위를 찾는 데 도움을 받을 수 있습니다. 부드러운 회음부를 쓰다듬고 엉덩이와 허벅지 안쪽을 애무하세요.

이제 손과 손가락으로 질을 자극해 보세요. 질벽을 손가락으로 쓰다듬어 봅니다. 살결이 약간 울퉁불퉁하고 해면질 같은 앞면과 윗부분, 안쪽의 2~5cm 부분은 특별히 더 주의를 기울이도록 하세요. 사람들마다 예민한 곳은 다 다릅니다. 어떤 이들은 입구 쪽 질벽의 지스팟(G-spot)이라는 특정 구역이 민감한가 하면 성감대가 넓은 사람들도 있으니 즐거운 실험 시간을 가져 보세요.

절정을 위한 테크닉

연인의 흥분도가 높아지고 오르가슴에 가까워지면, 입, 혀, 손가락을 리드미컬하게 계속 움직이며 강도를 높일 준비를 해야 합니다. 이때쯤 여성은 혀로 외음부를 자극하면서 손가락으로 규칙적이고 일정한 압력으로 음핵을 자극해 주길 바라는 경우가 많습니다. 연인이 절정을 느끼는 동안 계속해서 핥고 빨고 만지세요. 이후 긴장을 풀면, 회음부에서 비너스 둔덕까지, 모든 부위를 길고 깊게 혀로 핥아 주세요. 아름답고 사랑이 가득한 자극이 될 것입니다!

오럴 쿵푸

고대 도교의 사랑의 대가들은 오럴섹스를 "혀 쿵푸"라고 불렀고 사람들이 혀 근육을 강화할 수 있도록 운동을 개발했습니다. 턱을 이완시킨 후, 혀를 완전히 뻗어 처음에는 시계 방향으로, 또 반시계 방향으로 돌립니다. 다음으로는 혀를 코 쪽으로 내밀고 턱으로 쭉 내밉니다. 마지막으로 왼쪽, 오른쪽으로 길게 내밀면 됩니다. 규칙적으로 하면 반드시 보상이 뒤따르는 운동입니다!

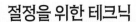

요니 키스

"일부 하렘의 여성들은
서로의 요니에 입을 맞추는 별난 행동을 하는데, 남성들도 여성에게
같은 행동은 한다. 키스를 통해 이 방법을 알시네야 한다."

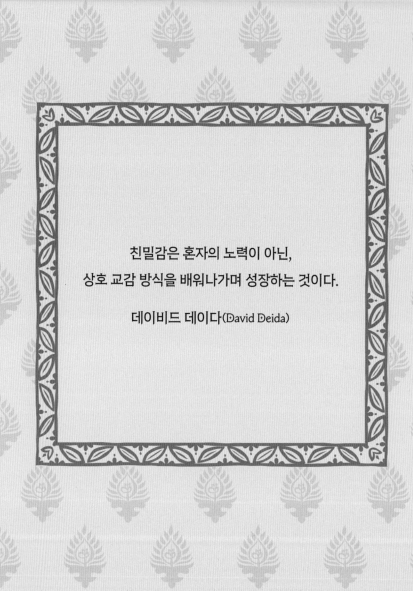

친밀감은 혼자의 노력이 아닌,
상호 교감 방식을 배워나가며 성장하는 것이다.

데이비드 데이다(David Deida)

Chapter 2

카마수트라 체위

이 장에서는 카마수트라의 고전적인 체위 중 흥미로운 것들을 선택해 제시합니다. 동물에서 영감을 받은 체위, 유연성이 좋은 연인을 위한 모험적인 체위 등 카마수트라의 유쾌한 특성을 발견하게 될 것입니다.

원래 이성으로 이루어진 연인만을 염두하고 작성한 체위와 실천법이지만, 동성이나 논바이너리(nonbinary) 커플에게도 적용됩니다. 물론, 삽입하는 연인이나 삽입 도구, 상황에 따른 위치 조정 등 미리 약간 의논해 결정해야 할 필요는 있습니다. 창의력과 호기심으로 이 고대 방식을 자신의 방식으로 재탄생시킨다면, 여러분과 연인의 욕망이 무엇이든 간에 반드시 충족시켜 줄 것입니다!

가장 중요한 것은 두 사람 사이의 사랑입니다. 두 사람의 관계를 더욱 돈독히 하고 탐험하는 방법 중 한 가지는, 사랑을 나누는 새로운 방법을 시도하며 즐거움을 공유하는 것입니다. 탐험 중에 당신이 지금까지 상상할 수 없었던 새로운 성적 즐거움을 선사하는 체위를 발견하게 된다면 그보다 더 좋을 수는 없겠죠!

꽃 피우기

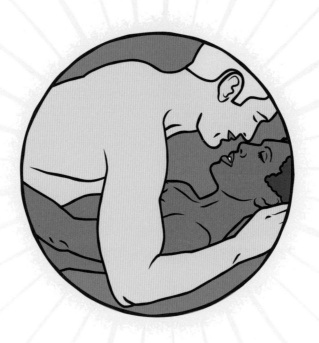

평화롭고 친밀하게 누워 있는 다정한 자세 세트는
사랑을 나눌 때
부드러운 시작과 열정을 보장합니다.

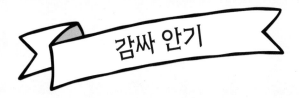

감싸 안기

"연인들이 상대방의 팔과 허벅지를 감싸,
꼭 껴안은 상태로 서로의 살결을
서로 비비고 있을 모습은
마치 참깨와 밥을 잘 섞은 모양새 같다고 해서
'참깨 비빔밥' 포옹이라고 한다."

①

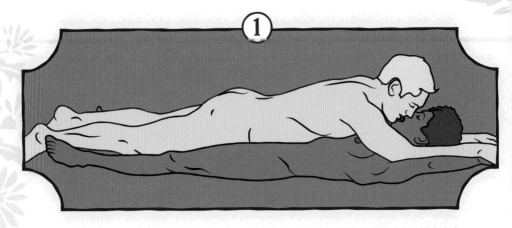

남성이 위에서 시작하는 '감싸 안기'는 고전적인 포옹으로 다정하고 따뜻한 자세입니다. 남성이 다리를 여성의 다리 위로 쭉 뻗은 상태에서 서로의 눈을 쳐다보거나 깊게 키스하면서 서로의 몸 전체가 함께 눌리는 감각을 만끽하세요.

②

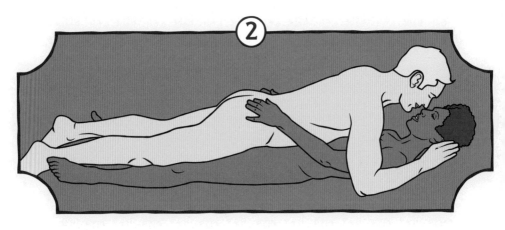

감싸 안기는 움직임에 제한이 있습니다. 링감이 요니를 누르는 "누르기 자세"는 아주 부드럽게 꽃을 피우는 방법입니다. 여성은 연인 아래로 허벅지를 모아 링감을 그사이에 넣고 꽉 잡습니다. 이때 여성은 남성의 등을 어루만지거나 엉덩이를 잡아도 좋습니다.

43

꽃 피우기

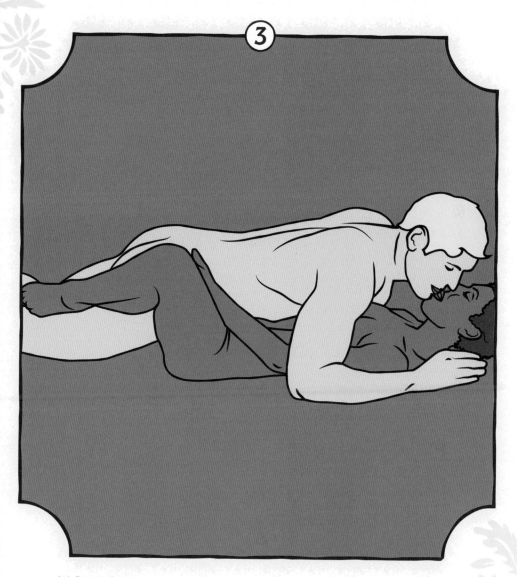

성적 흥분이 더해지면, 여성은 한쪽 다리를 들어 자신의 허벅지를 남성의 허벅지에 걸쳐 놓고, 발목은 남성의 엉덩이 밑으로 넣어 고정하는 "꼬는 자세"를 취합니다. 여성의 손은 자유롭게 아래로 내려가 음핵을 자극하고 연인을 애무합니다. 이 자세에서는 더 깊이 삽입할 수 있으며, 남성은 손이나 팔꿈치로 체중을 지탱해 여성이 받는 압박을 덜어주거나 다른 각도로 삽입을 시도해 볼 수도 있습니다.

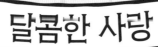

달콤한 사랑

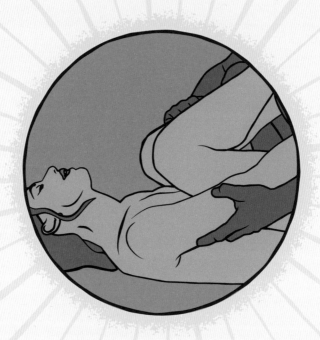

여성이 베개 등에 기대어 편안히 눕고
남성이 쪼그려 앉는 자세는
평화로우면서도 흥분을 고조시킵니다.

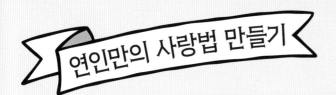

연인만의 사랑법 만들기

"남성은 성교 중에
자신의 쾌감이 강하더라도,
항상 여성이 눈을 돌리는
여성의 신체 부위를 자극해야 하는 것을
잊어선 안 된다."

남성은 자신의 체중을 발에 싣고 쪼그려 앉습니다. 여성은 그 앞에 누워 엉덩이를 들어 남성의 허벅지 안쪽에 닿게 하세요. 다리는 무릎을 굽힌 채 당겨, 허벅지를 가슴 가까이 둡니다. 삽입을 시작하면, 여성은 발을 연인의 가슴에 올려놓고 "누르기 자세"를 취합니다. 이때 남성은 연인의 허벅지와 가슴을 애무하며 삽입의 깊이와 방향을 다양하게 조절할 수 있으며, 여성은 다리가 위로 올려져 있기에 질 근육의 짜릿한 긴장감이 고조됨을 느끼게 됩니다.

두 사람 모두 미묘하게 다른 감각을 느끼게 되는 변형 자세인 "포장 자세"는 여성이 한쪽 발목을 다른 쪽 발목 위로 교차시켜, 요니로 링감을 더 꽉 움켜쥐는 듯한 느낌을 줍니다. 발목을 꼬았다가 풀며 요니의 양쪽에 가해지는 압력을 다양하게 실험해 보세요. 더 유연한 사람이라면, 양 무릎을 교차시켜 봐도 좋습니다.

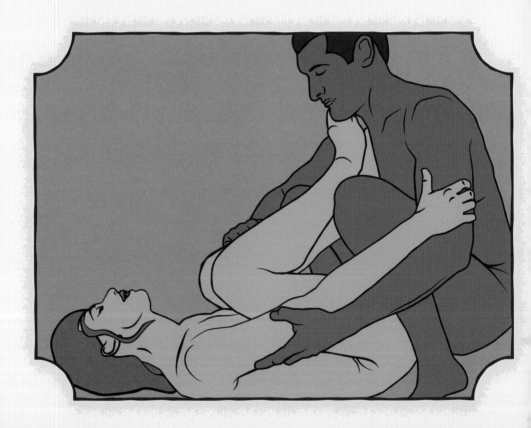

다음으로 여성은 발목을 풀고 한쪽 다리를 하늘로 향해 뻗거나 연인의 허리 옆으로 뻗고 다른 쪽 다리는
가슴을 향해 구부립니다. 이처럼 매우 자극적인 자세에서 남성은 부드럽게 삽입을 이어가며 연인의 가
슴과 다리를 매만지고 여성은 남성의 움직임에 따라 자신의 음핵에 가해지는 자극을 즐깁니다.

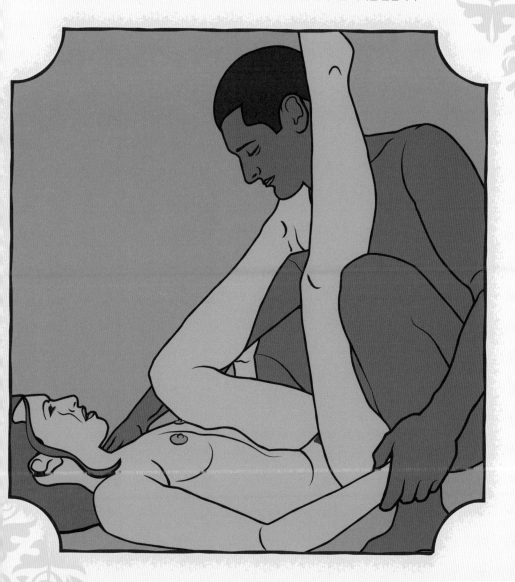

숟가락

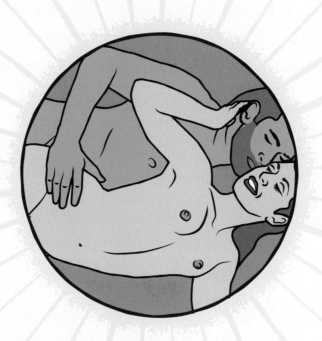

"숟가락 체위"는 절정이 지난 후 여운을 즐기기에 좋은,
아름답고 따뜻한 스킨십입니다. 서로의 몸이 밀착되었을 때
연인들은 사랑받고, 보호받는 듯한 느낌에 편안하게 휴식을 취하며, 단잠에 빠지게 됩니다.
이 평화로운 과정은 깊이 삽입하는 자세로 시작해 서서히 진정되다가
자연스레 "숟가락 체위"로 이어지며 마무리됩니다.

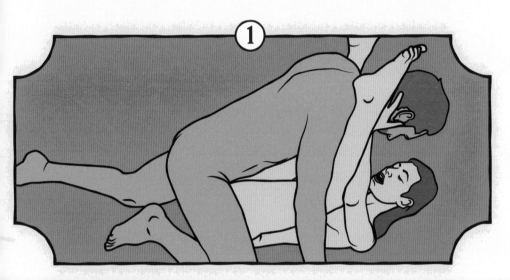

쾌감이 최고조에 달했을 때 깊은 삽입의 만족도는 극도로 높습니다. 두 사람 모두 흥분한 상태에서 "번
갈아 하품하기 자세"는 정상위를 자극적으로 변형한 체위입니다. 여성은 등을 대고 누워 다리를 높이 들
어 올립니다. 남성은 손과 무릎에 체중을 실어 연인의 다리 사이에 엎드리는 동시에 팔은 연인의 허벅지
와 팔 바깥쪽에 둡니다. 여성은 종아리를 연인의 팔에 올려도 되고 통증이 느껴질 때는 남성의 팔꿈치
부근에서 무릎을 구부려도 됩니다. 남성은 리드미컬한 움직임으로 삽입의 속도와 깊이, 각도를 자유롭
게 조절하고, 연인도 남성의 엉덩이를 잡고 움직이며 함께 즐길 수 있습니다.

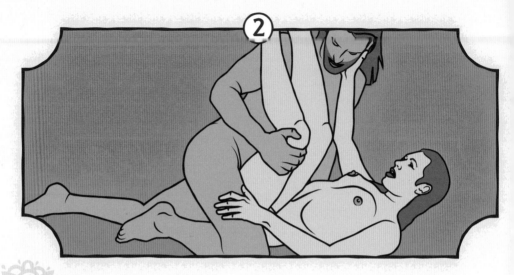

절정이 지날 무렵, 여성은 왼쪽 다리를 조금 내리고 오른쪽 다리는 조금 올려 연인의 몸에 올린 상태로 욕구를 충족시킵니다.

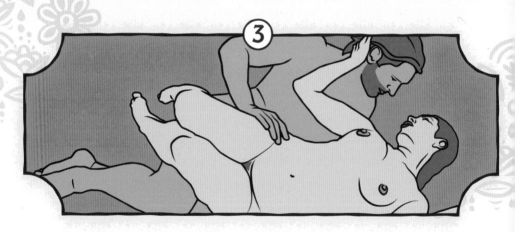

남성은 왼쪽으로 구르고, 여성은 남성의 몸과 직각이 되도록 움직이며 두 다리를 남성의 허벅지 위에 올려놓습니다. 서로의 눈을 바라보며 여성은 오른팔을 들어 연인의 머리를 잡도록 합니다. 직전의 격정적인 행위 뒤 이어지는 나란히 누운 "마차 체위"는 완벽한 휴식 자세입니다.

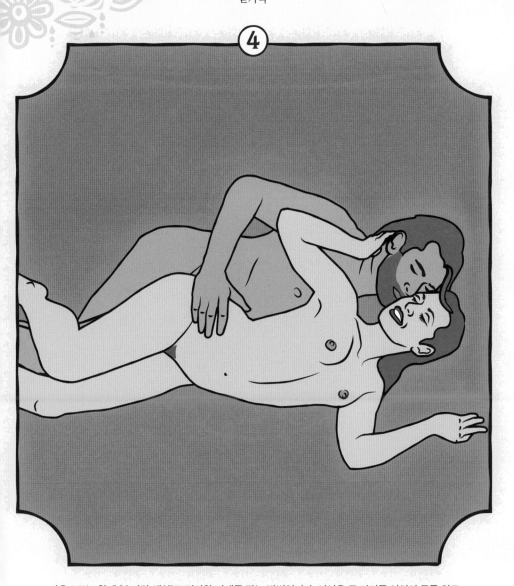

다음으로는 함께 "숟가락 체위"로 편안한 자세를 잡는 방법입니다. 여성은 두 다리를 연인의 무릎 위로 올리고 왼쪽으로 몸을 돌린 뒤 등이 연인의 가슴에 밀착되도록 움직입니다. 남성은 연인의 목뒤 쪽으로 얼굴을 대고 연인의 허리를 움켜쥐거나 오른손으로 가슴을 주무르면 됩니다. 여러분이 자신만의 평화로운 휴식으로 빠져들 때도 서로의 호흡을 맞추며 교감을 유지해 보십시오.

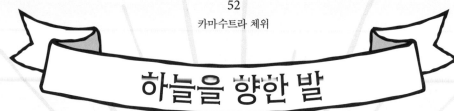

하늘을 향한 발

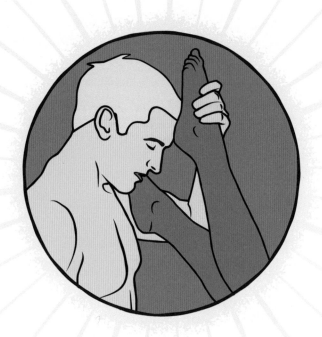

다양한 체위를 시도할 때 낮은 탁자 같은 소품이 꽤 도움이 됩니다.
먼저 튼튼한지 확인한 후,
부드러운 천과 베개를 깔아 편안함을 더하세요.

사랑의 리듬

자연에는 계절의 변화, 조수 간만의 차,
달의 위상변화와 같은 리듬이 있고, 그 리듬은
아름다운 자연의 한 부분입니다. 훌륭한 섹스는
연인이 함께 추는 정열적인 춤과 같으며,
나름의 리듬 또한 다양하게 존재합니다. 그렇기에
자연의 리듬을 우리의 사랑 방식에 반영했을 때
더욱 관능적인 자극이 가능해지는 것입니다.
조수에 관한 설화에 따르면,
파도는 항상 일곱 번째가 강하다고 합니다.
이런 바다의 파도 흐름에 기초한 리듬으로 움직이는
방법은 링감을 여섯 번은 약하게 마지막 일곱 번째는
강하게 삽입하는 움직임을 계속해 반복하는 것입니다.
강한 삽입의 횟수가 훨씬 적기 때문에
너무 강한 자극으로 이어지지 않아 성관계 시간을
연장하는 데 도움이 됩니다. 엉덩이 돌리기는
연인 중 한 명이 엉덩이를 반원으로 돌리는 것으로,
먼저 한 방향으로만 돌리다가 반대 방향으로 돌리며
매우 큰 자극을 느끼게 되는 방법입니다.

여성은 낮고 좁은 탁자에 누워 양옆을 붙잡고, 남성은 서거나 다리 사이에 앉습니다. 여성은 연인에게 몸을 기대고, 남성은 연인 쪽으로 몸을 밀면 됩니다. 삽입이 시작되면 여성은 다리를 위로 들어 올려 허벅지가 연인의 배 앞에 놓이도록 합니다.

이 자세에서 남성은 번갈아 가며 삽입의 강약을 주어도 되고, 탁자와 연인의 엉덩이 사이로 손을 넣어 들어 올린 후 색다른 회전 동작으로 움직여도 됩니다. 여성 또한 다리를 모으거나 살짝 교착시켜 요니의 질벽에 닿는 느낌을 더 자극적으로 바꿀 수 있습니다.

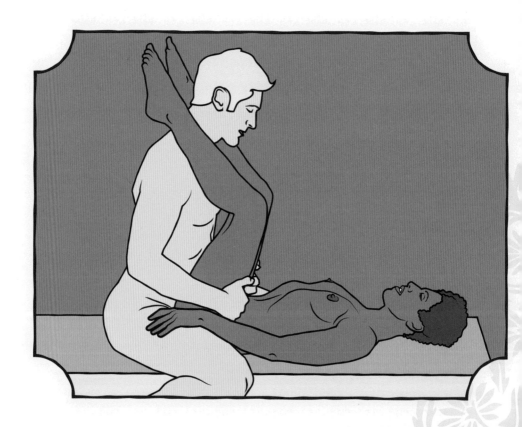

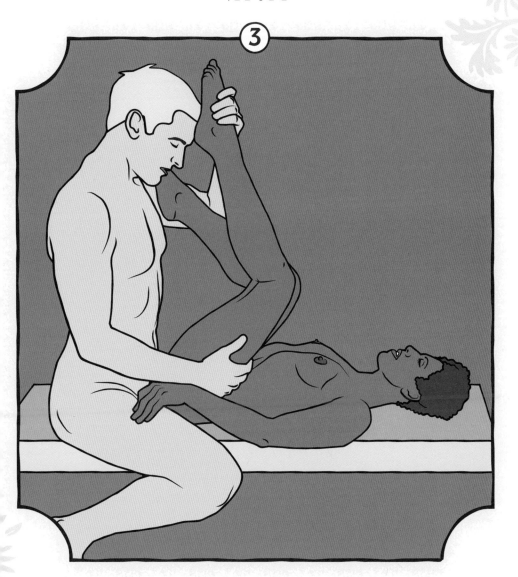

쾌감이 너무 격렬해졌을 때 "멈춘 발톱" 자세로 자연스러운 휴식을 취할 수 있습니다. 여성은 한쪽 다리를 들어 박뒤꿈치를 연인의 이미에 올리고 남성은 어싱의 발늘 애무하며 함께 잠시 휴식 시간을 가집니다. 그 후 여성은 다리를 남성의 어깨까지 내리고 반대 쪽 다리를 쭉 뻗습니다. 이같이 각 다리를 번갈아 올리며 뻗는 동작을 반복하는 것을 "대나무 쪼개기"라고 하며, 링감을 절묘하게 자극하는 효과가 있습니다.

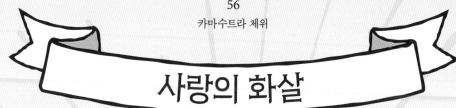

사랑의 화살

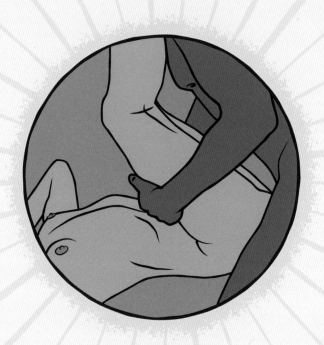

"사랑의 화살"은 낮은 소파나 벤치에서
사랑을 나눌 때 사용하는, 아름다운 체위입니다.
여성은 눕고 남성은 무릎을 굽혀야 하니
몸을 보호할 수 있는 부드러운 베개를 충분히 준비해야 합니다.

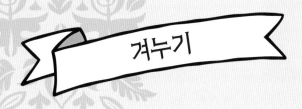

겨누기

"여성의 몸이 활 모양으로 휘어진 상태에서
'사랑의 화살'을 겨누어야 한다.
두 사람 모두 큰 쾌감을 느끼게 되는
훌륭한 체위 중 하나다."

여성은 누워서 허벅지가 양 가슴의 옆에 닿도록 다리를 올려 당기고 손으로 다리 뒤쪽을 잡습니다. 연인의 삽입이 시작되면, 몸을 활처럼 아치형으로 만들어 발목을 그의 어깨에 얹으면 됩니다. 이때 여성의 손은 연인의 허벅지를 잡아도 되고 바닥을 짚어 연인의 몸무게를 지탱해도 됩니다.

여성의 요니가 이 자세에서 강한 자극을 받으면, 남성은 위치를 조정해 삽입의 깊이와 방식을 다양하게 변화시키면 됩니다.

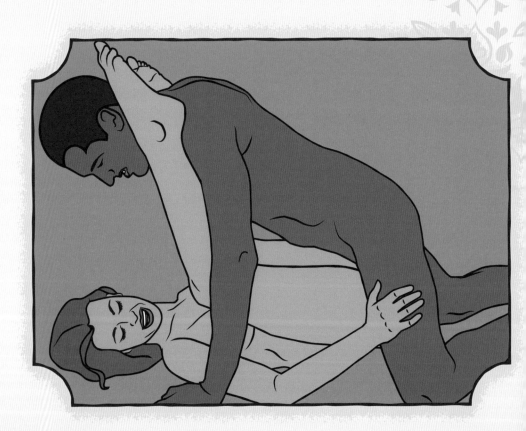

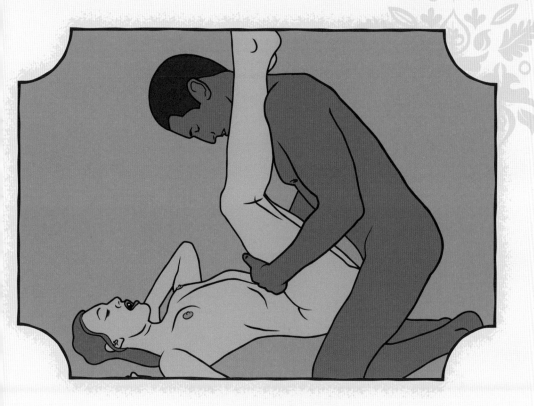

사랑의 움직임

카마수트라는 우리가 시도해 볼 만한 몇 가지 재밌는 "사랑의 움직임"의 변화를 제시합니다.
바츠야냐의 추천 자세

전진하기 링감이 요니에 정확하고 곧게 삽입됩니다.

휘젓기 링감을 손으로 잡고 요니 안에서 휘젓듯 돌립니다.

꿰뚫기 요니를 내리고, 윗부분을 찌릅니다.

문지르기 요니의 아랫 부분에서도 마찬가지 동작을 합니다.

누르기 링감으로 오랫동안 요니를 누릅니다.

강타 링감을 요니에서 일정부분 떨어뜨린 뒤 강하게 삽입합니다.

멧돼지의 자극 링감으로 요니의 한 곳만 문지릅니다.

황소의 자극 요니의 양쪽을 위와 같은 방법으로 문지릅니다.

끄덕이는 참새 링감을 요니에 넣은 채 빼지 않고 계속해서 위아래로 움직입니다.

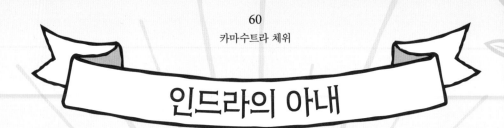

인드라의 아내

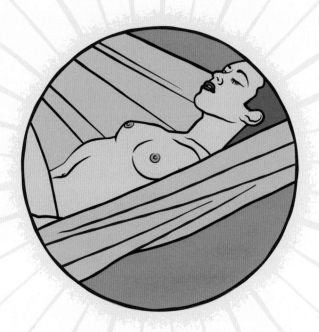

본래 카마수트라가 제시하는 방식은 유연성이 약간 필요하며,
쉽게 연습하기에는 침대 끝이나 의자에 앉는 것이 가장 좋습니다. 다음에 제시하는 방법은
여러분의 집에 2인용 해먹(부드러운 담요로 덮어 더욱 편안하게 만드세요)이 있는 분들을 위한
색다른 즐거움을 주는 자세입니다.
이 자세들은 해먹의 자연스러운 스윙으로 인해 더 자극적인 감각을 느낍니다.

도구 활용의 본능

고대 인도의 연인들은
사랑을 나눌 때 매우 창의적으로 소품을
활용했습니다. 이런 소품의 사용은
매우 자연스러운 결정이며,
성교에 색다른 즐거움을 줍니다.

여성은 다리를 벌리고 침대, 의자 또는 해먹 가장자리 위에 기댑니다. 남성은 연인의 다리 사이에 서서 연인의 손을 잡고 그대로 들어 올립니다. 남성이 이렇게 할 때, 여성은 엉덩이와 발뒤꿈치가 침대나 의자, 또는 해먹의 가장 가장자리에 놓이도록 다리를 위로 들어 올리면 됩니다.

남성은 "인드라의 아내" 자세에서 발기한 링감쪽으로 연인을 부드럽게 당깁니다. 요니는 링감에 강한 수축감을 줍니다. 해먹을 흔들면 링감이 요니에서 미끄러지듯 움직이게 되는데, 이는 관능적인 감각을 느끼게 됩니다. 여성이 손으로 연인의 엉덩이나 해먹 가장자리를 잡으면 안정적인 움직임이 가능합니다.

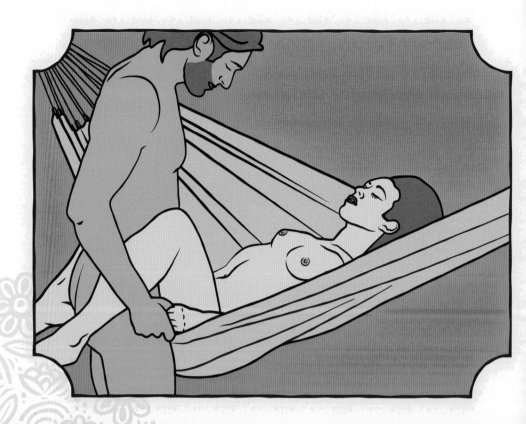

여성이 다리에 피로감을 느끼면 연인의 허리 옆으로 다리를 쭉 뻗은 후 무릎을 구부리고 발을 연인의 엉덩이 위에 올려놓습니다. 이러면 연인이 여성의 엉덩이나 발을 잡았을 때 여성 스스로 밀거나 당길 수 있게 됩니다. 그리고 가장자리에 앉아 다리를 감싸 연인을 끌어안으며 마무리하면 됩니다.

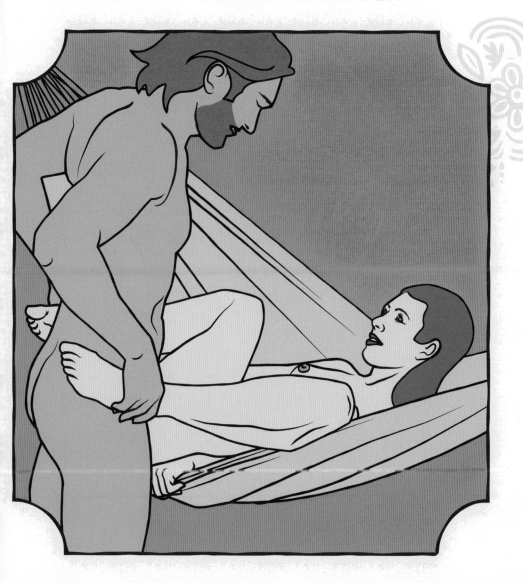

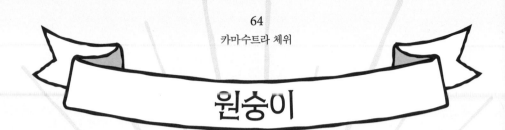

원숭이

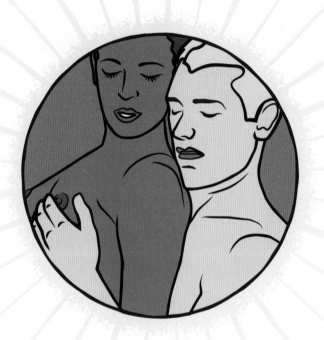

"원숭이" 체위는 서로 꼭 껴안은 상태에서 연인이 여성을 들어 올리고
링감이 삽입된 채 다양하게 움직이는 자세입니다. 쉽지는 않지만
재미있게 즐길 수 있죠. 특히 흥내내고 있는 동물처럼 신음한다면
더 큰 만족감을 느끼실 겁니다.

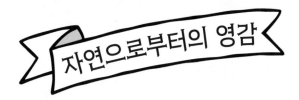

자연으로부터의 영감

"지혜로운 자라면 다양한 동물에서
영감을 얻어 체위를 늘려야 한다.
각 나라의 관습과 각자의 취향에 따라 행해지는
다양한 종류의 체위를 경험하며
여성은 마음속으로
우정과 사랑, 존경을 느끼게 된다."

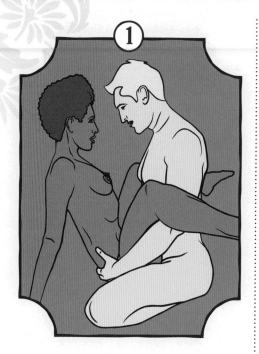

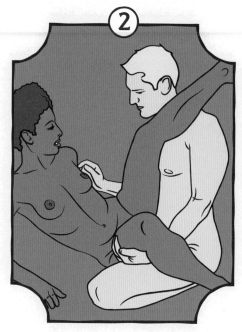

남성은 자신의 무릎 위에 여성을 앉히고 무릎을 꿇습니다. 그리고 팔을 여성의 다리 아래로 넣어 연인을 들어 올리고, 팔꿈치를 이용해 앞뒤로 움직이게 합니다. 여성은 팔을 뒤로 쭉 뻗어 몸을 지탱합니다. 남성의 강한 팔 힘이 필요한 어려운 자세이기에, 삽입한 채 무릎을 살짝 앞으로 옮겨 여성을 베개 위에 올리면 움직이면서도 휴식을 취할 수 있습니다.

뒤집은 원숭이 체위로 바꾸기 위해, 여성이 왼쪽 다리를 들어 남성의 머리 위로 넘기면 남성의 무릎에 "다리 모아 앉기" 자세를 취하게 되는데, 이는 연인을 더욱 꼭 끌어안고 껴안기에 좋은, 사랑스러운 체위입니다.

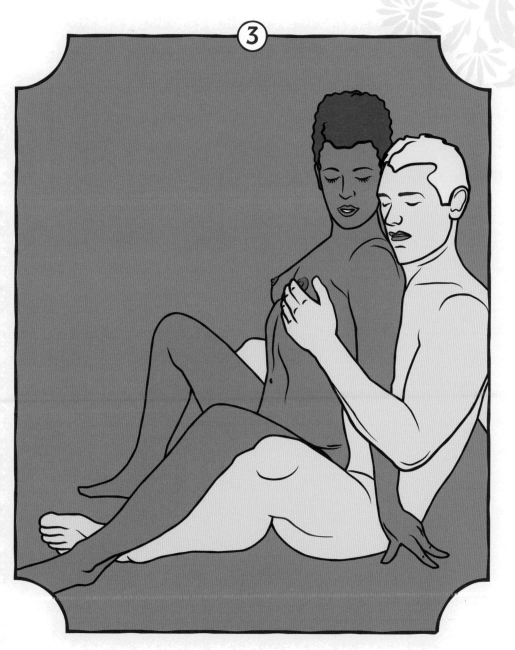

여성은 등이 연인의 가슴에 밀착되도록 천천히 몸을 돌립니다.

체위 전환

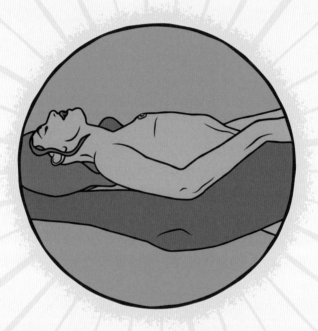

링감과 요니가 하나 된 채 체위를 바꾸면 흥분은 더욱 고조됩니다.
지금부터 삽입한 채 체위를 전환하는 방법을 알려드리겠습니다.
즐거운 마음으로 시도해 보세요.

유쾌한 마음가짐

성관계는 기쁨과 열린 마음을 축하하는 것이며,
함께 웃고 노는 것은 신뢰와
친밀감을 형성하는 과정 중 하나입니다.
낯선 자세에 도전하는 즐거움의 대부분은
함께 웃으며 뒹굴고 키스하며
새로운 것을 시도하는 데 있습니다.
바츠야야나가 카마수트라에서 시사했듯
동물들의 교미 방식에서 영감을 얻는 것은,
우리만의 새롭고 자극적인 방식을 만들
상상력을 자극하는 데 도움이 됩니다.

카마수트라 체위

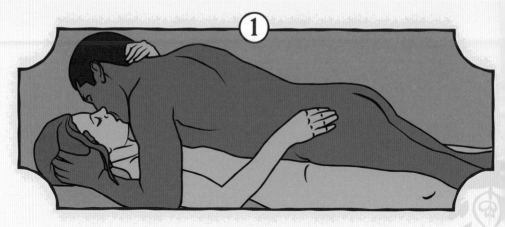

남성이 연인 위에 눕습니다. 두 다리를 모아 연인의 다리 사이에 둡니다.

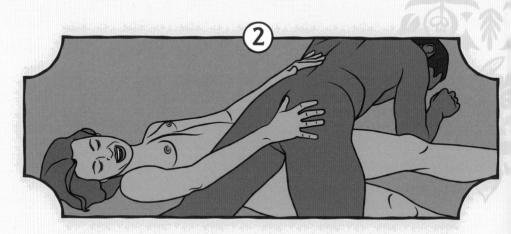

남성은 조심스럽게 왼쪽 다리를 연인의 오른쪽 다리 위로 들어 올린 후 오른쪽 다리도 들어 올립
니다. 팔을 지지대 삼아 삽입을 유지한 채 천천히 양쪽 다리를 움직입니다.

③

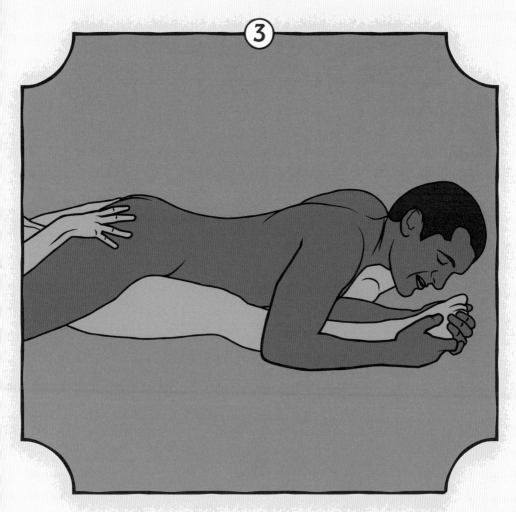

마지막으로 남성은 허벅지를 연인의 허리 양쪽에 두고 반대 방향을 바라봅니다. 이 자세에서 남
성이 다시 움직이기 시작하면 여성은 허벅지로 허리를 잡아도 됩니다.

섹시한 마무리

인도에서는 발을 관능적인 신체 부위 중 하나로 여겼습니다. 연인의 발에 하는 입맞춤은 순수하고 다정한 스킨십
입니다. 이 과정의 끝에는 두 사람 모두 서로의 발에 키스할 수 있는 완벽한 자세가 됩니다.

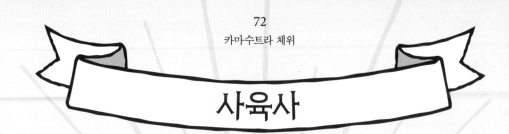

사육사

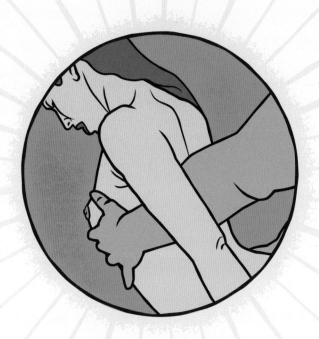

후배위 체위는 깊은 삽입이 가능할뿐더러,
남성의 시각을 강하게 자극하며,
여성의 가슴을 애무하고 음핵을 자극하기에도 용이합니다.

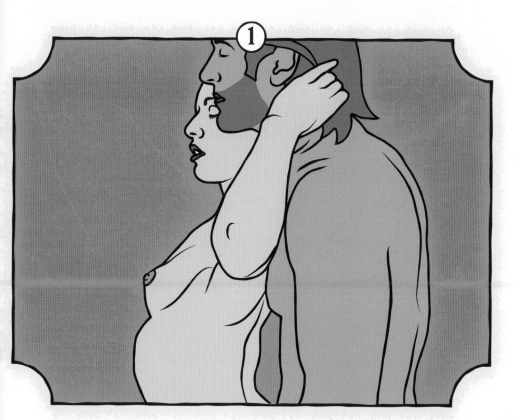

이 체위는 가장 어려운 기립 자세 중 하나로 시작합니다. 여성은 남성에게 등을 대고 그에게 기댑니다.
남성은 여성의 배, 엉덩이, 가슴을 애무하고 허벅지 앞쪽으로 손을 뻗어 음핵도 쓰다듬습니다.

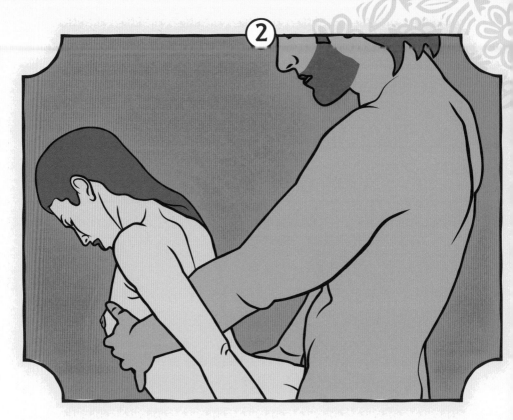

연인들이 더 이상 참기 힘들 때, 남성은 무릎을 구부리고 연인의 뒤에서 "엉덩이" 자세로 삽입합니다. 남성은 연인의 엉덩이와 허리를 움켜쥐고, 여성이 다리를 구부리고 펼 때 팔을 위아래로 움직이면 됩니다. 키 차이에 따라 여성이 다리를 발끝까지 곧게 펴야 하는 경우도 있습니다.

남성의 다리 힘이 빠지기 시작하면 여성은 허리를 구부려 팔을 뻗어 손바닥으로 바닥(또는 베개)을 짚습니다. 삽입을 그대로 유지한 채 천천히 바닥을 향해 몸을 숙이고 남성이 연인의 뒤에서 무릎을 꿇는 동안 계속해서 "코끼리 자세"를 유지합니다. 여성은 고개를 들고 무릎을 꿇습니다. 이때 엉덩이를 움직이며 남성과 함께 삽입의 깊이를 조절해도 됩니다. 흥분이 고조됨에 따라 손 위치를 조절해 몸을 더 올려 엉덩이를 휘젓듯 돌리거나 반대로 바닥으로 더 낮추어도 됩니다.

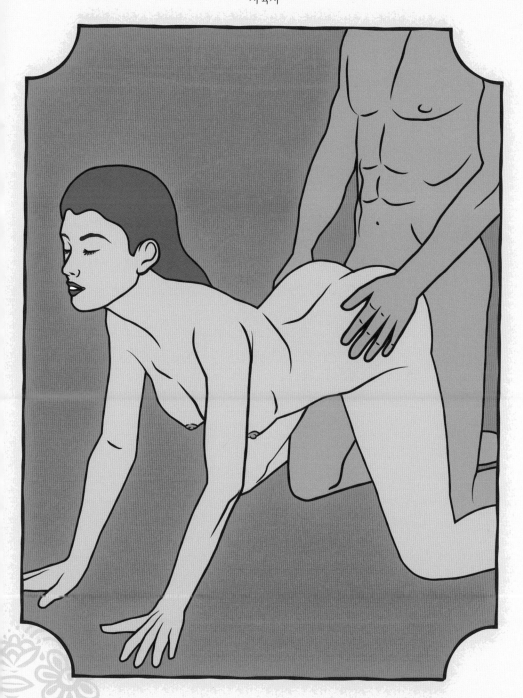

나무 오르기

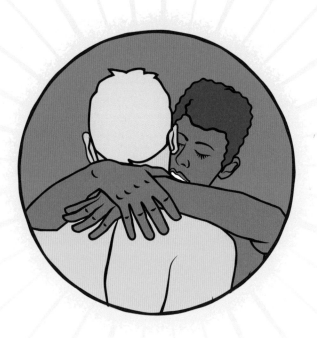

두 사람이 마주 보고 선 채로 껴안는 이 체위는 아름다우며, 정열적입니다.
열정에 불타올라 빨리 사랑을 나누고 싶은 상황에서 유용하답니다.
카마수트라는 "기립 체위"를 할 때 "벽이나 기둥"을 활용하라고 조언합니다.
과정은 "무릎 팔꿈치" 자세로 시작하는데, 여성이 남성보다 가벼울수록 쉽습니다.
그렇지 않은 경우라면, 허리 부상에 주의하고, 여의찮을 때는
바로 "나무 오르기" 체위로 전환하세요.

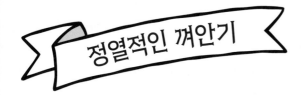

"여성이 한 발은 연인의 발에,
다른 발은 연인의 허벅지에 얹고, 또 한 팔은
연인의 등을 감싸고, 다른 팔은 연인의 어깨에 위에 얹은 채
노래하듯 얕은 신음을 뱉으며
연인과 키스하기 위해 위로 올라가려는 자세를
'나무 오르기' 체위라고 한다."

남성은 벽에 체중을 실어 기대고 무릎을 약간 구부린 채 팔로 연인을 안습니다. 몸이 밀착되면 여성은 발이 남성의 허벅지 중앙을 향하도록 구부린 무릎이 남성의 팔꿈치와 수평이 될 때까지 팔로 남성의 어깨를 감싸며 "등산"하듯 오르면 됩니다. 남성은 팔꿈치로 연인의 다리를 지탱하고 손으로 잡아 안정적으로 자세를 유지합니다. 이 정열적인 "무릎 팔꿈치" 자세는 남성에게 엄청난 힘을 요구합니다.

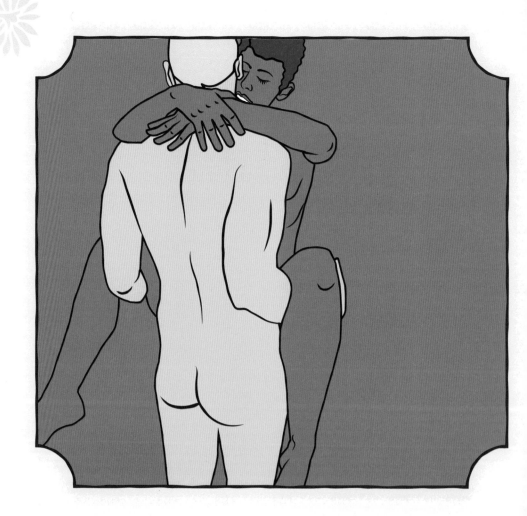

나무 오르기

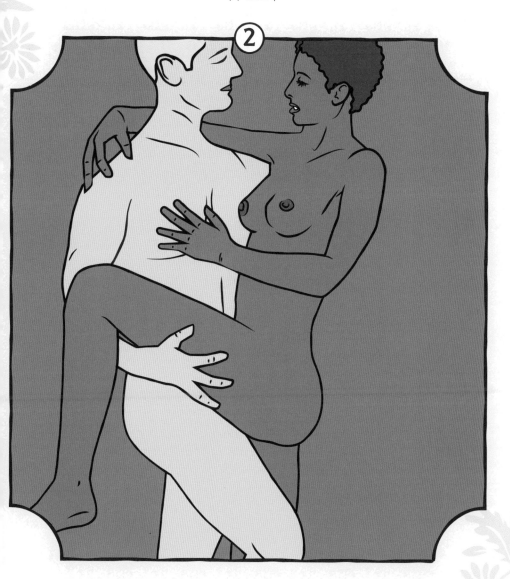

여성이 한쪽 다리를 아래로 떨어뜨리면, 남성은 다른 쪽 다리를 손바닥으로 받쳐주는 아주 다정한 동작입니다. 여성은 한 팔로 연인의 어깨를 감싸 안고 발을 연인의 허벅지 위에 올린 뒤 "나무 오르기" 자세를 취하면 됩니다.

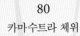

휘감긴 덩굴

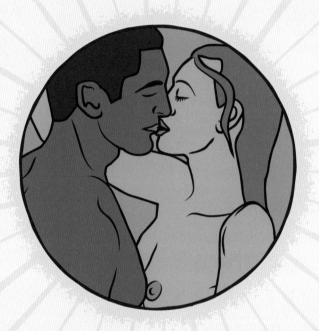

기립 체위를 하기 위해서는 남성에게는 강한 등이, 여성에게는 유연성이 필요합니다.
너무 흥분해서 무리하지 않도록 주의하세요. 연인을 들어 올릴 때는
항상 무릎을 구부리고, 계속 부드럽고 느리게 움직여야 합니다.
허리에 문제가 있을 때는 연인을 들어 올리거나 안고 움직이지 않도록 하세요.

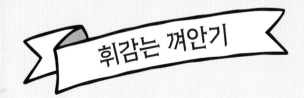

휘감는 껴안기

■ ■ ■ ■ ■ ■ ■ ■ ■

"덩굴이 나무를 휘감듯이
여성이 남성에게 밀착한 채 키스를 갈구하며
남성의 머리를 숙이고 살짝 거친 '숨소리'를 내며
껴안고 사랑스러운 눈길을 보내는 것을
'휘감긴 덩굴' 체위라고 한다."

■ ■ ■ ■ ■ ■ ■ ■ ■

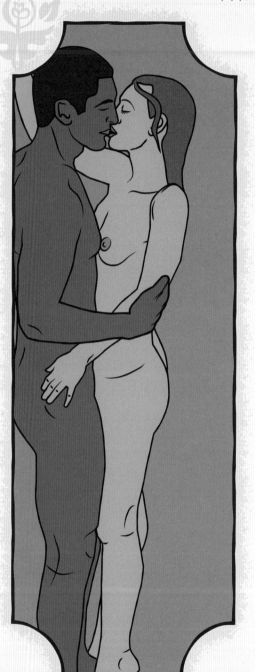

①

벽에 기대고 있는 남성을 여성이 끌어안습니다.

②

여성은 연인이 허리와 엉덩이를 잡고 받쳐주는 동안 연인이 자신의 품으로 들어오도록 한쪽 다리를 들어 연인의 허벅지 바깥쪽을 감쌉니다.

여성은 연인의 몸을 감고 올려둔 다리도 연인의 다리를 감싸며 열정적으로 껴안습니다. 이 동작에서는 남성의 움직임이 제한적이어서, 남성이 여성의 신체 일부를 받치거나, 여성이 벽에 몸을 기대어 체중을 분산시켜도 되지만, 결국 삽입의 깊이와 속도 조절은 여성의 몫이 됩니다.

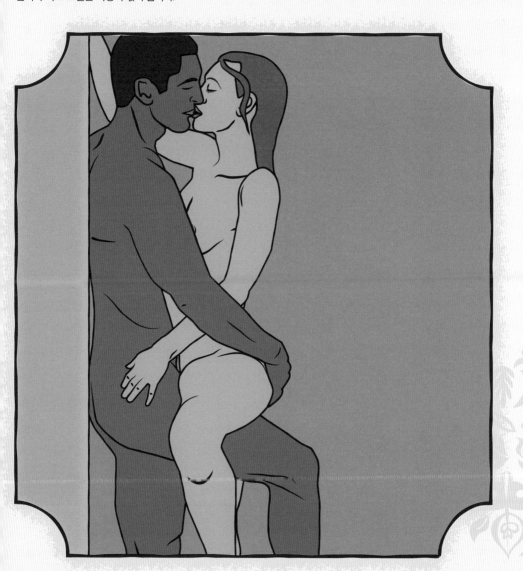

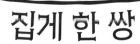

집게 한 쌍

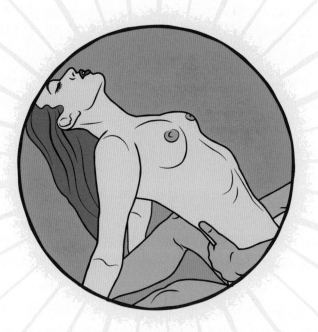

옷을 다 벗지 않거나, 많은 움직임이 필요하지 않은 체위는
충동적으로 이루어지는 섹스에 이상적입니다.
특히 선택한 장소의 보안에 확신이 들지 않을 때 더욱 좋겠죠.
이 체위는 여성의 강한 질 근육의 역할이 중요합니다.

사랑의 근육

여성들에게 "집게 한 쌍"은 골반기저근,
즉 "사랑의 근육"을 활용하기에 이상적인 체위입니다.
이 근육은 소변의 흐름을 조절할 때 사용하며, 질 안에 손가락을 넣고
긴장을 푼 뒤 수축과 이완을 느껴 보세요.
사랑의 근육 운동은 눈에 보이지 않아 어디서든 가능합니다.
골반기저근을 끌어당겨 10초간 유지한 후 긴장을 푸는 과정을
최대 10회 반복합니다. 빠르게 수축과 이완을 반복하며
10회를 해도 됩니다. 점차 반복 횟수를 늘려가세요.
성관계 중 이 근육을 활용하면서 여성은 연인의 링감이
움직이지 않게 꽉 조인 채, 파동을 일으키며, 돌리고,
쓰다듬으며, 마사지하는 방법을 발견하게 되고,
예술적인 자극으로 발전합니다! 이 근육이 발달할수록
여성은 섹스 중 더 많은 자극을 받고, 더 강한 오르가슴에 도달하며
남성은 더 강하게 조이는 감각을 즐기게 됩니다.
어떤 자세에서든 약한 삽입이 이루어지는 동안에는
링감이 빠질 때 짧게 조이고, 강한 삽입이 이루어지는 동안에는
더 길게 조이세요.
연인이 천천히 삽입을 시작하거나 뺄 때
함께 천천히 수축하는 방법 또한 짜릿한 자극을 주는 기술입니다.

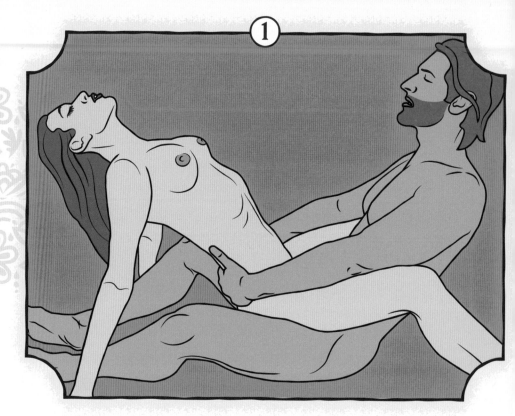

남성은 앉고 여성은 남성의 무릎에 앉습니다. 삽입이 시작되면, 여성은 "사랑의 근육"을 사용해 남성의 링감을 움켜쥔 채 꾸준히 수축과 이완 기술 또는 나비 날개와 같이 펄럭이는 동작을 취합니다.

이 자세는 삽입은 깊지만 모든 움직임은 여성의 요니 안에서만 이루어지기 때문에 옷이나 담요로 세심하게 몸을 덮으면 마치 밀착 포옹을 즐기는 듯 보입니다.

집게 한 쌍

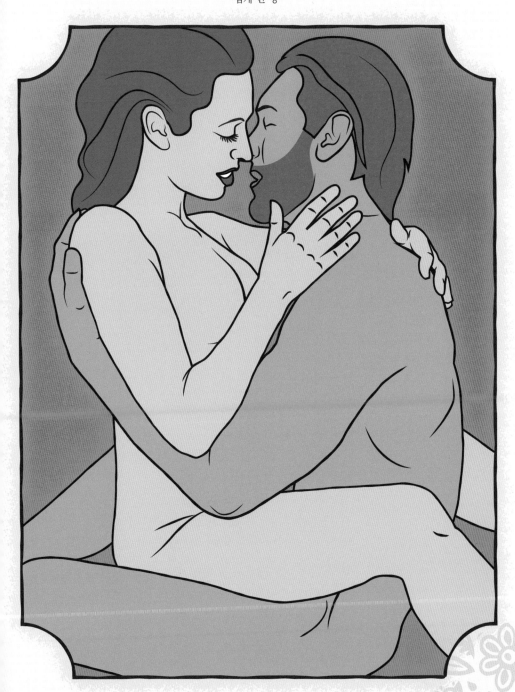

인어

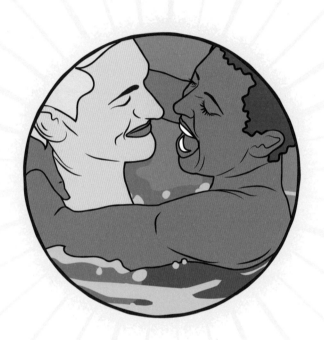

해변에서든, 개인 수영장이든 또는 호숫가나 개울이든,
찰박거리는 물은 사랑을 나누는 데
완벽하게 어울리는 자극적인 경험을 선사합니다.

기립 체위

수중 섹스는 부력으로 인해
몸을 지탱하기 쉬워
기립 체위를 시험해 보기 좋습니다.
수영장이라면 벽에, 바다에서는 적당한 바위를
찾아 몸을 기대어 더 편하게
시도해 볼 수도 있습니다.

물에서 놀고, 키스하고, 물방울을 맞으며, 온몸에 따뜻한 물의 느낌을 즐긴 후, 서로의 젖은 몸이 닿는 느낌을 즐기며 가까이 끌어안으세요. 물속에서 숨을 오래 참을 수 있다면 수중 키스로 서로의 입을 애무해도 좋습니다. 한계에 도달하기 전 미리 물 밖으로 나와 깊게 숨을 쉬고 다시 들어가세요. 그리고 이 방법이 너무 좋아 흥분된다고 해도 연인의 머리를 잡지 않도록 주의하세요.

두 사람 모두 흥분이 고조되면, 여성은 연인의 목을 끌어안고 허리에 다리를 감습니다. 남성은 삽입을 시작하고, 물의 도움으로 쉽게 위아래로 움직일 수 있습니다. 자주 앞뒤로 조금씩 움직이고 팔을 물속에 넣어 저으며 균형을 유지하세요. 절정에 이르렀을 때 함께 물속으로 첨벙 들어가며 그 기분을 만끽하세요!

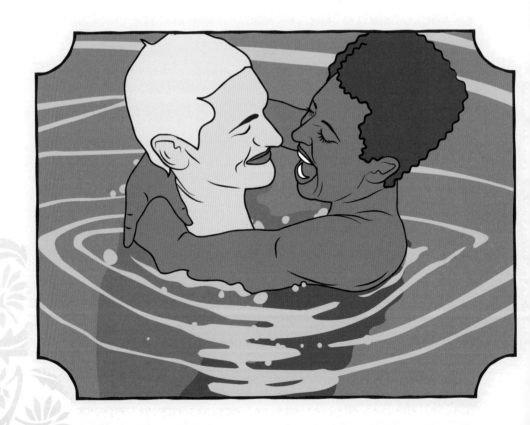

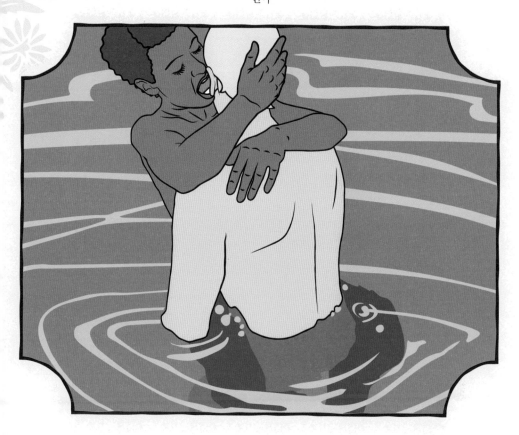

안전한 수중 섹스를 위해

수중 섹스는 환상적인 경험이지만, 안전하고 재밌게 즐기기 위한 기본적인 예방 조치가 몇 가지 있습니다. 콘돔은 물속에서 쉽게 빠지는 편이니, 안전한 성관계를 원하거나 피임 수단으로 콘돔만을 사용하는 커플이라면 삽입 섹스는 피해야 합니다. 또, 물은 천연 윤활제를 씻어내는 역할을 하기 때문에 미리 질에 인공 윤활제를 약간 넣어야 삽입이 더 편인하게 이루어집니다.

　강, 시냇물, 바다, 그 어디든, 아무리 물살이 느려도 방심하지 마세요. 늘 안전거리 내에서만 즐겨야 한다는 사실을 잊어선 안 됩니다.

　물놀이를 실내에서 샤워하며 즐기기로 했다면, 항상 미끄럼 방지 매트 위에서 해야 합니다.

백조의 유희

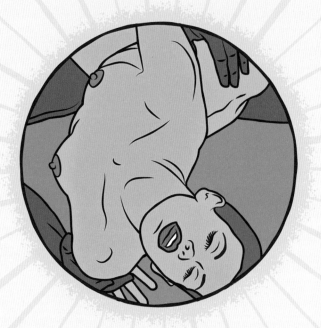

여성 상위 자세인 "백조의 유희"는
남성이 순수한 기쁨을 느끼게 됩니다.
잔잔한 파도가 몸에 부딪히는 해변에서 하기 좋은 멋진 체위입니다.

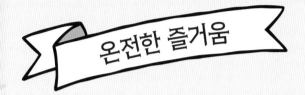

온전한 즐거움

"남편이 쭉 뻗은 채 누우면
아내는 남편의 허벅지 위에 쪼그려 앉아서 삽입한다.
다리를 최대한 모으고
허리는 원형으로 돌리며 휘젓듯 움직인다.
남편은 오로지 아내의 움직임만으로
전해지는 쾌감에 집중하며
매우 만족스러워한다."

남성은 등을 바닥에 대고 편안히 눕습니다. 연인은 몸을 낮추고 남성의 위에 쪼그리고 앉습니다. 몸이 허락한다면, 발을 남성의 엉덩이 위에 올려놔도 됩니다. 전통적으로 여성은 연인이 뻗은 손을 잡아 균형을 잡는 데 도움을 받고 발뒤꿈치가 남성의 엉덩이 바로 위에 제대로 놓이도록 주의해야 합니다. 물론, 발을 남성의 엉덩이 양옆 바닥에 놓아도 됩니다.

남성에게는 매우 자극적인 자세이며, 삽입 각도와 속도(위아래로 움직이거나 골반을 회전하는 등)를 여성이 조절하기 때문에 두 사람 모두에게 매우 만족스러운 자세입니다. 남성은 손을 뻗어 연인을 애무해도 됩니다. 이때 여성이 한 발을 연인의 가슴 위에 올리고 몸을 돌려서 두 발을 연인 한쪽에 두고 팔꿈치나 손은 그 반대편에 두고 몸을 지탱하면 "남성 위에서 윙윙거리는 벌" 체위가 됩니다.

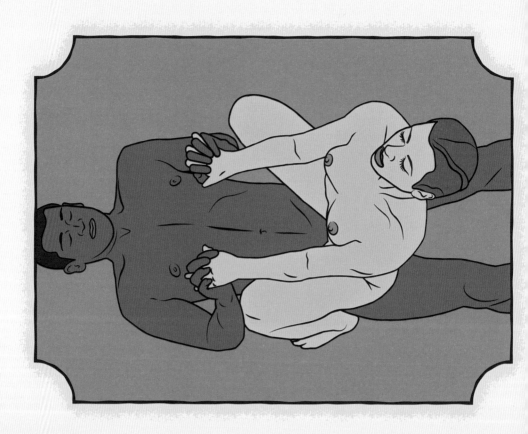

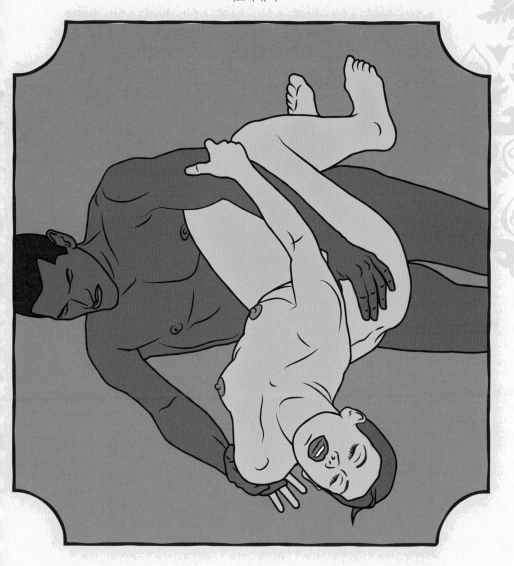

칼리 체위

"남성 위에서 윙윙거리는 벌" 체위는 사나운 여신 칼리(Kali)의 이름을 따서 "칼리 체위"라고도 불립니다. "어머니 여신 (생명의 원천)"이자 파괴와 어둠의 힘을 동시에 가진 숭배 대상입니다. 칼리가 종종 배우자인 샤크티(Shakti)의 시체 위에 쪼그리고 앉아 있는 모습으로 묘사된 것에서 유래된 명칭입니다.

꽃게

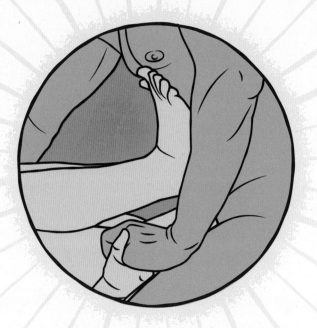

이 체위는 게가 움직일 때 앞발톱을 안쪽으로
당기는 모습에서 영감을 얻었습니다. 여성의 허벅지와 질 부위의
성적 긴장도가 매우 커지는 자세입니다.

둘만의 성역

정신과 육체와 영혼이 하나 되는
성의 즐거움을 온전히 누리려면
방해받을 위험이 없는 아름다운 장소에서
오랜 시간을 보내야 합니다.
마사지 오일, 연인을 위한 신선한 과일과 진한 다크 초콜릿,
기대기 좋은 푹신한 새틴이나 벨벳 베개 등
연인을 애태우며 마음껏 전희를 즐기기 위한 소품을
모두 미리 준비해 신성한 공간을 배치해 두면 됩니다.
삽입을 시작하기 전 가능한 한 오랜 시간을 들여
서로를 기쁘게 해주세요.

남성은 무릎을 꿇고 편안하게 발뒤꿈치에 기대듯 앉고, 연인은 그사이에 앉아 남성의 목에 손을 얹습니다.

남성이 두 손으로 연인의 등을 받치면, 여성은 상체를 뒤로 젖히고 다리를 들어 올립니다. 이 동작은 앞뒤로 부드럽게 움직일 수 있으며, 여성이 다리를 높이 들수록 더 깊은 삽입이 이루어집니다.

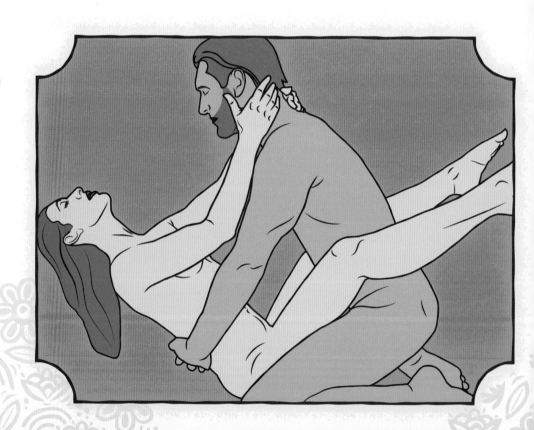

③

여성은 등을 천천히 바닥으로 내리고 무릎을 구부린 두 다리를 끌어당겨 허벅지가 배 위에 놓이게 합니다. 남성은 연인의 다리를 애무하면서 무릎 꿇은 자세로 계속해서 삽입을 이어가면 됩니다.

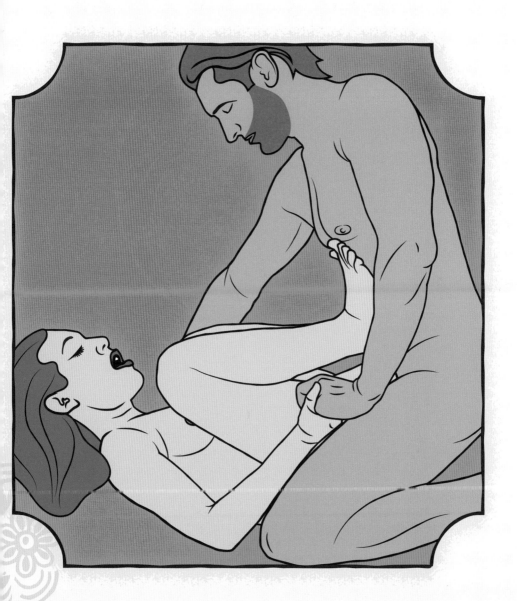

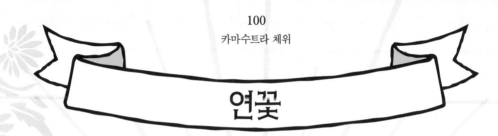

100
카마수트라 체위

연꽃

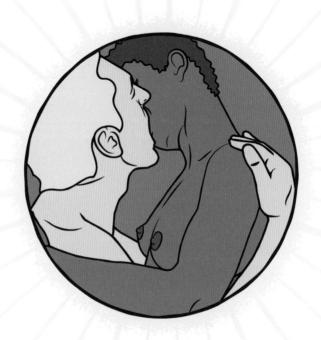

이 고대 인도의 사랑 지침서는
섹스가 연인이 서로의 깊은 열정을 표현하는 것 이상으로
영적 깨달음과 성스러운 행복의 시발점이 된다고 말합니다.
탄트라 신화에서 "연꽃" 자세는 남성과 여성이
원초적으로 결합하고 우주적으로 하나가 됨을 나타냅니다.
서로의 몸이 얽히고설켜 두 사람 사이에 성적 에너지가 순환하는
사랑스럽고 친밀한 포옹입니다.

신성한 에너지

영적인 섹스는 열정과 에로틱 에너지의 힘을 사용해
몸과 마음, 영혼의 연결을 탐구하는 과정입니다.
사랑을 나누면서 서로를 완벽하게 받아들였을 때
우주 근원 자체에 연결됩니다.
고대 인도의 탄트라라는 영적인 성의 길에서
인간은 여신의 영역에 들어서게 됩니다.
여성은 여신 샤크티 모습을 한 모든 존재의
창조자이며, 모든 여성은 신의 화신으로 추앙받습니다.
탄트라에 담긴 지혜에 따르면,
세상은 샤크티가 시바 신과 결합해
더없이 행복한 성적인 춤을 추며 창조되었다고 합니다.
탄트라 연인들은 여신과 신, 신성한 남성과 여성의 원리로
서로를 존경하며 사랑을 나눔으로써
성적인 에너지를 정신적 자각으로 전환했습니다.

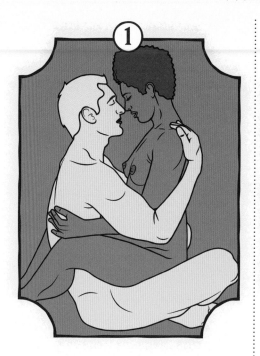

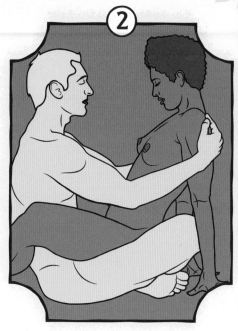

남성은 연꽃 자세(자세가 너무 힘들면 가부좌도 괜찮습니다)로 앉고, 여성은 연인의 무릎에 앉아 다리로 허리를 감싸 안습니다. 서로의 눈을 바라보며 사랑의 연결을 느끼세요.

다음으로 여성은 남성의 링감 위로 부드럽게 몸을 들어 올립니다. 이 은밀한 자세에서는 골반을 부드럽게 흔들고 음부의 근육을 조이고 이완하는 절제된 움직임이 필요합니다. 이때, 몸 주위를 움직이는 성적 에너지의 흐름을 느끼는 데 정신을 집중하세요.

이제 팔과 다리, 입이 서로에게 정확히 닿도록 맞댑니다. 이는 "거북이 자세"로, 두 몸 사이에 더욱 강력한 에너지 회로를 생성합니다. 마무리를 깊고 에로틱한 키스를 하면 그 에너지가 더욱 강해집니다.

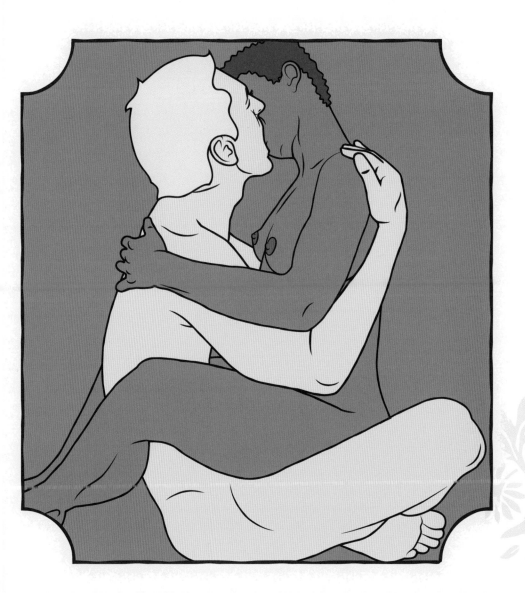

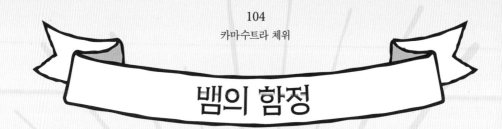

뱀의 함정

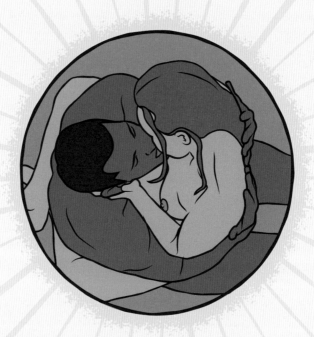

조화로운 형태로 사랑을 나누는 신성한 섹스는
서로 같은 부위가 연결되어
성적 에너지가 자유롭게 흐르는 연결 통로가 형성됩니다.

생명의 숨결

서로의 호흡을 공유하는 것은
연결감을 키우는 매우 친밀한 형태의
비언어적 의사소통입니다. 상대방의 흐름에 따라
동시에 들이쉬고 내쉬며 호흡을 맞추세요.
호흡을 평온한 리듬으로 맞추거나 호흡을
서로 나누면서 사랑을 나누기 위한 준비를 합니다.
호흡을 나누는 방법은 숨을 내쉬는 동시에
연인이 그것을 들이마시며 번갈아 호흡하는 것입니다.
이 호흡법은 고대 인도의 문헌 일부에서
"결속 호흡"으로 묘사되며, 호흡마다 연인은
상대방의 생명력을 흡수하고 자기 생명력을
상대에게 부여한다고 말합니다.
열정과 자극이 "달아오르는" 효과를
얻을 수 있도록 강렬하고 빠르게 호흡하세요.
이는 오르가슴에 도달할 때
숨을 참는 습관을 없애는 데 도움이 됩니다.

남성은 다리를 쭉 뻗은 채 앉아 있고, 여성은 남성의 허벅지 위에 앉아 다리로 허리를 감쌉니다. 서로 강하게 포옹한 채 키스하며 흥분을 고조시킵니다.

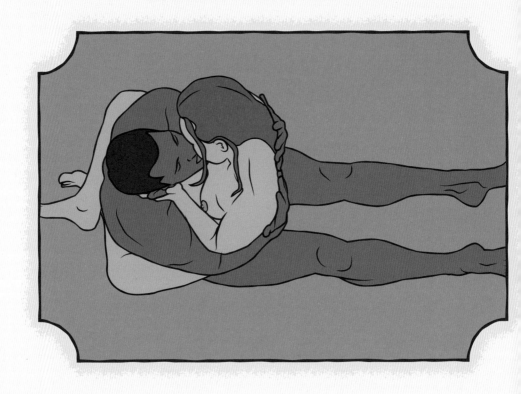

뱀의 함정

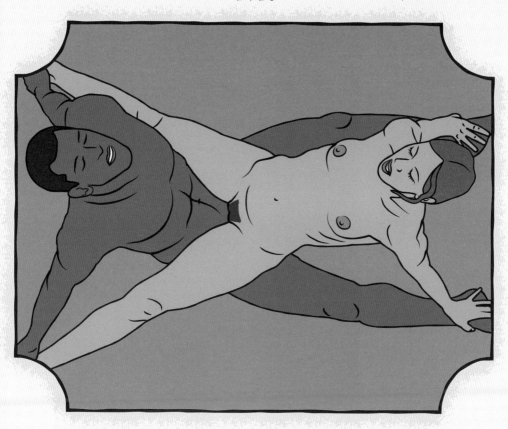

②

남성의 링감이 완벽히 발기하면 여성은 그 위에 몸을 올리고 다리를 쭉 뻗습니다. 그런 다음 몸 뒤로 기대어 남성의 발을 잡습니다. 남성도 여성의 두 발을 잡습니다.

③

이 자세에서는 강렬하게 움직이지는 못하지만, 자극을 높이기 위해 서로 앞뒤로 흔드는 정도의 움직임은 가능합니다. 이 은밀한 자세의 고요함을 즐겨 보세요 서로 리듬에 맞추어 호흡하고 영혼을 들여다보며 연인 안의 신성함을 탐험해 보세요. 여기서는 진행 속도가 가장 중요합니다. 서두르지 마세요. 남성의 발기가 잦아들면 간단히 자세를 바꾸고 애무를 더 한 뒤 다시 삽입하세요.

카마의 바퀴

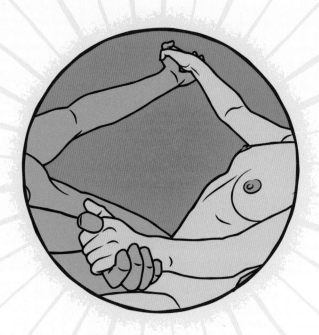

고대 사랑의 지침서 『아낭가랑가(Ananga-Ranga)』에 따르면,
"카마의 바퀴"는 "방탕한 연인들이 많이 즐기는" 자세라고 합니다.
에너지를 전달하고 공명시키는 조화롭고 섬세한 자세랍니다.

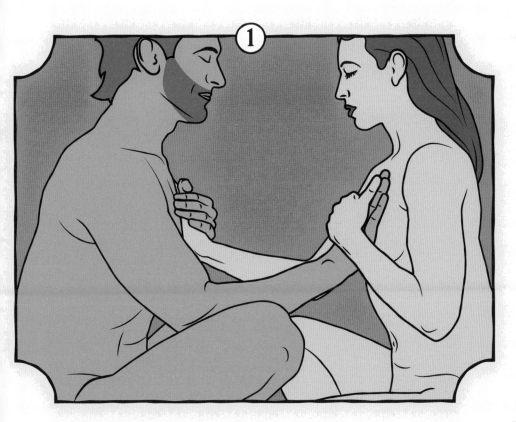

가부좌 자세로 마주 앉아 무릎이 서로 마주 닿도록 합니다. 오른쪽 손바닥을 상대방의 가슴에 올려놓습니다. 그 후 왼손으로 연인의 오른손을 포개세요.

서로의 눈을 바라보며 동시에 숨을 내쉬고 들이쉬면서 조화롭게 호흡합니다. 사랑이 심장에서 흘러나와 손을 통해 다시 돌아오는 흐름을 느껴 보세요.

같은 자세를 유지한 채 이마를 맞댑니다. 눈을 감고 둘 사이의 친밀감과 은밀함을 즐기면 됩니다.

연인의 이마 중간에 있는 제3의 눈으로 자신의 숨을 내쉽니다. 연인이 그 숨결을 들이쉬는 동안 잠시 기다렸다가 자신의 제3의 눈으로 호흡을 돌려받습니다.

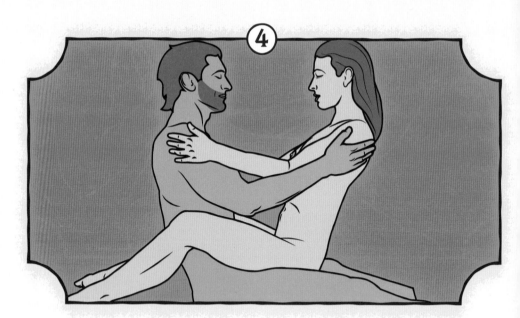

다음으로 남성은 다리를 쭉 뻗어 벌립니다. 여성도 마찬가지로 연인의 허벅지에 앉아 다리를 뻗고 허벅지로 연인의 허리를 조입니다. 서로의 어깨를 잡고 몸을 뒤로 눕혀서 연인의 영혼을 응시합니다.

준비되었을 때 여성은 몸을 일으켜 연인의 링감 위에 내려앉습니다. 그리고 서로의 손을 잡고 팔을 양옆으로 뻗습니다. 위에서 보면 뻗은 팔과 다리가 바큇살과 비슷한 모습이 됩니다. 에로틱한 긴장감을 유지하기 위해 여성은 사랑의 근육(85페이지 참조)을 사용해 질로 자극을 줍니다. 연인의 링감을 조였다 풀 때, 생식기에서 온몸으로 쏟아지는 성적 에너지를 머릿속으로 그려 보세요.

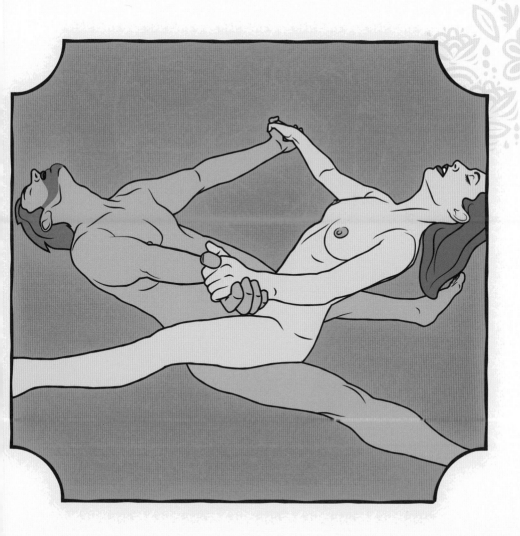

스윙

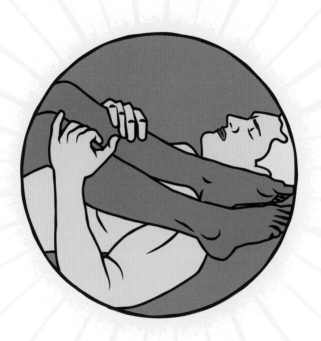

모험적인 자세를 시도하면 신체와 상상력의 유연성을 극대화하고
새롭고 강렬한 감각을 경험할 수 있습니다.
여성 상위의 스윙 체위는 여성에게는 흥미로운 감각을 선사하고,
남성에게는 새로운 시선으로 연인을 보게 되는 효과가 있습니다.
이 자세는 남성의 유연한 정도에 따른 변형이 가능합니다.

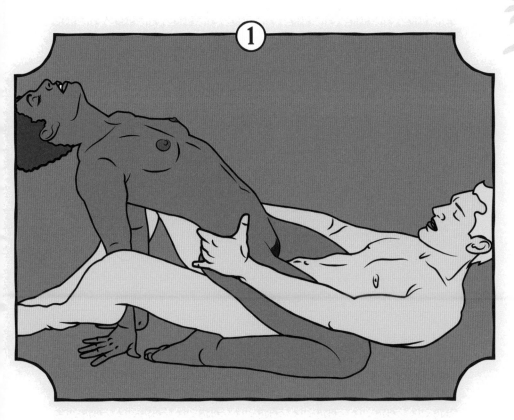

남성은 등을 대고 바닥에 눕습니다. 여성은 그 위로 올라앉아서 무릎을 꿇고 발을 남성 허벅지 아래에 끼웁니다. 남성은 손으로 연인의 허리나 엉덩이를 움켜쥐고 여성은 몸을 "코브라"처럼 들어 올려 뒤로 기댄 뒤, 팔을 뒤로 뻗어서 손바닥으로 바닥을 짚어 몸을 지탱합니다.

여성은 몸을 뒤로 눕히면서 양쪽 다리를 차례로 뻗어 발이 연인의 머리 양쪽에 오도록 합니다. 그 후 왼쪽 다리를 남성의 머리 위로 부드럽게 들어 올려 오른쪽 다리에 붙입니다.

여성은 연인의 링감이 뒤틀리지 않도록 조심스럽게 몸을 뒤로 돌려야 합니다. 이때, 왼팔은 몸 앞쪽을 지나 땅을 지탱하는 오른팔과 나란히 놓으면 됩니다.

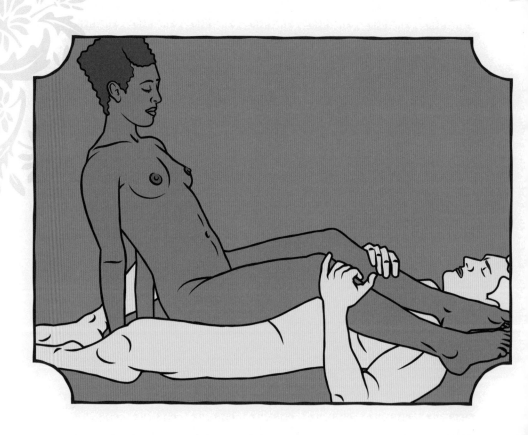

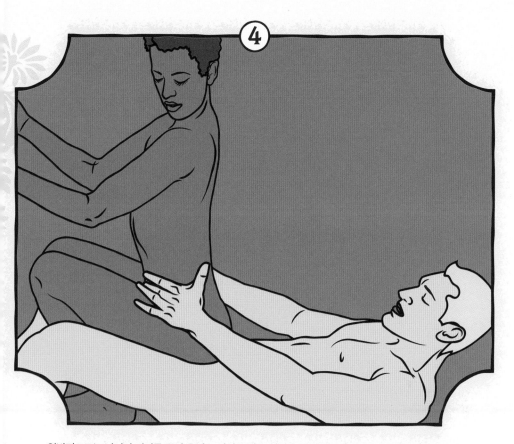

일반적으로는 남성이 허리를 들어 올리고 여성은 발로 바닥을 지탱한 상태에서 몸을 앞뒤로 흔드는 방식이지만, 만약 남성이 허리를 들어 올리지 못한다면 그대로 누워 있고, 여성이 똑바로 앉거나 양손으로 앞을 지탱하기만 해도 충분합니다.

여성은 삽입의 깊이를 조절할 수 있습니다. 링감의 끝부분만 삽입하고 허리를 돌리며 애를 태우다가, 링감 전체가 들어오게 완전히 앉습니다. 이때 남성이 여성의 엉덩이를 애무하면 더욱 좋습니다.

수레바퀴

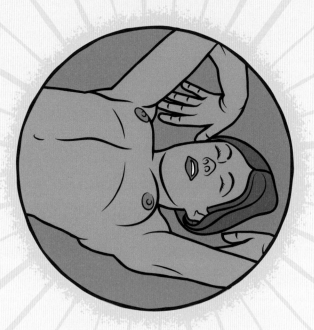

이 색다른 체위에는
여성의 유연한 등과 강한 팔 근육이 필요하지만,
그만큼 여성에게 시각적이고 육체적인 자극을 선사한답니다.

체력과 정력

이런 모험적인 체위에는
상당한 힘과 체력, 유연성이 필요합니다.
그래서 고대 인도인들은 현대인들과 마찬가지로
요가를 연마하며 몸을 단련했습니다.
규칙적으로 요가를 하면
몸이 탄탄하게 강해지고 골반이 교정되며
척추가 더욱 유연해지는 효과를
얻을 수 있습니다. 하지만 요가에는
육체의 단련 그 이상의 효과가 있습니다.
산스크리트어인 "요가"는 "결합하다"와 "굴레"라는
의미를 나타내는데, 이는 몸과 마음의 결합을 뜻합니다.
요가는 마음을 편안하게 만들어,
연인과 사랑을 나눌 때 더 집중할 수 있게 합니다.
또한, 더 깊은 정서적 교류와 열정을 향해
몸과 마음을 여는 데도 도움이 됩니다.

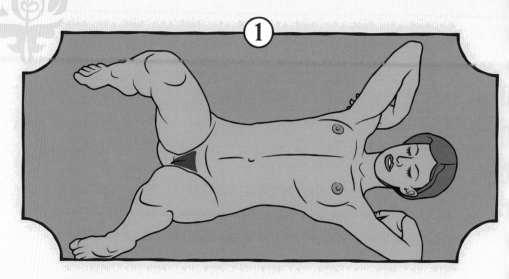

여성은 등을 대고 눕습니다. 발뒤꿈치가 엉덩이에 가까워지도록 무릎을 구부린 뒤, 팔을 머리 위
로 올리고 손가락이 어깨를 향하도록 손바닥을 땅에 댑니다.

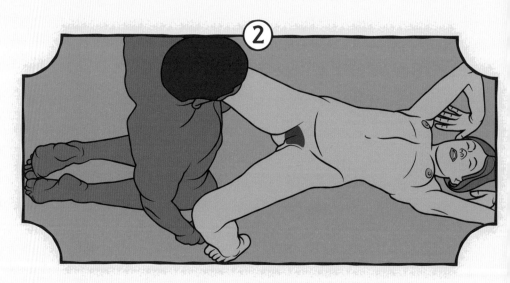

크게 심호흡한 다음 손바닥으로 땅을 짚고 엉덩이를 들어 올려 정수리를 바닥에 댑니다.

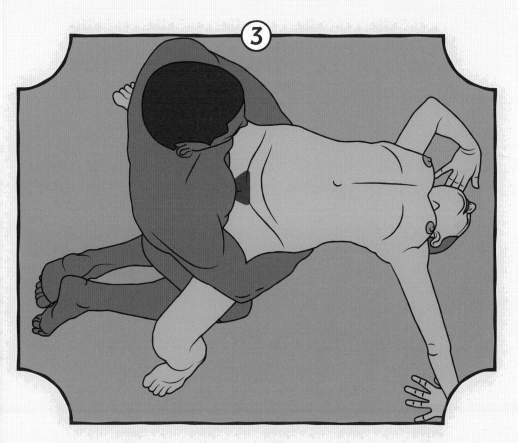

남성이 다가와 무릎을 살짝 굽히고 여성의 몸을 안전하게 붙잡고 바닥에서 들어 올립니다. 여성의 발이 바닥에 닿아 있는 상태로 삽입을 시작하면 됩니다. 남성은 양손으로 연인의 무게를 단단히 지탱해야 합니다.

여성은 두 손과 머리로 땅을 지탱한 채로 다리를 올려 남성의 몸을 감싸도 되나, 이는 상당히 힘든 자세로 오래 유지하기 어렵습니다. 하지만 남성에게는 색다른 삽입 각도이며 여성은 몸을 뒤로 기대거나 거꾸로 서 있는 자세로 인해 강한 오르가슴을 느낄 수 있습니다.

팽이

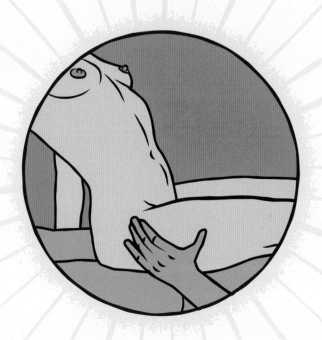

"팽이 체위"는 고전적인 카마수트라 자세로,
남성이 이 자세를 취하는 것은 거의 불가능하거나 부상의 위험이 있습니다.
따라서 변형된 자세로 그 위험성을 줄이면서도
감각은 유지하는 방법을 추천합니다.

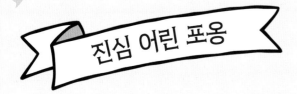

진심 어린 포옹

"그녀의 머리에 꽂힌 꽃이 떨어질 듯
간신히 매달려 있다.
거친 숨결과 흐트러진 미소를 머금은 채
고개를 숙여 젖가슴으로 애인의 가슴을 누른다.
그녀는 이제 남성이 했던 것과
똑같은 방식으로 그를 괴롭히려 한다.
'위에서 아주 힘들었죠? 고생했어요.
이제 당신이 누울 차례예요.'"

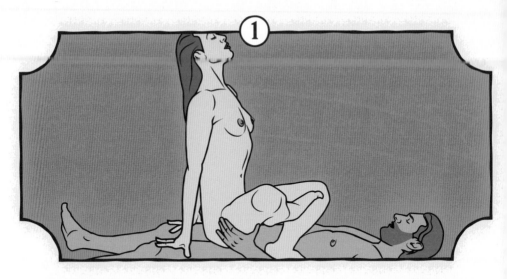

남성은 다리를 쭉 펴고 눕습니다. 여성은 남성의 몸 양쪽에 서서 무릎을 천천히 구부리며 남성의 링감을 안으로 넣습니다. 남성의 무릎을 지지대로 삼아 몸을 뒤로 기대면서 다리를 올리고 교차시키면, 남성의 링감 위에서 완전한 연꽃 자세가 완성됩니다.

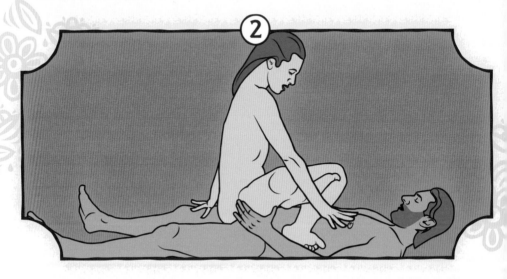

여기에서 여성은 보편적인 "팽이 자세"처럼 원을 그리는 회전 동작 대신, 길고 부드럽게 위아래로 미끄러지면서 앞뒤로 몸을 흔듭니다. 남성의 팔 힘이 강하다면 여성의 허벅지를 지지하며 위아래로 들었다 내리며 함께 호흡을 맞추어도 됩니다.

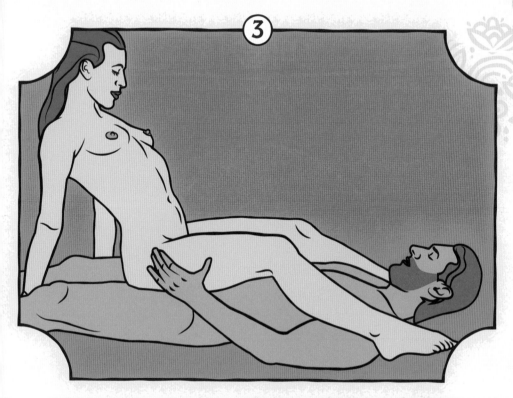

만약 여성이 완전한 연꽃 자세를 오래 유지하기 힘들다면, 한 손으로 땅을 짚고 다른 손으로는 다리를 풀어서 남성의 머리 양옆에 놓습니다. 그런 다음 땅을 짚고 양손에 무게중심을 두고 움직이세요.

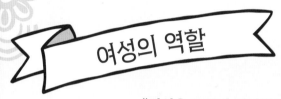

여성의 역할

"여성은 보통의 체위에서는 내성적이고
감정을 숨기려 하지만, 이렇게 남성 위에 오르는 자세를 할 때에는
자신의 애정과 욕구가 모두 드러나게 된다."

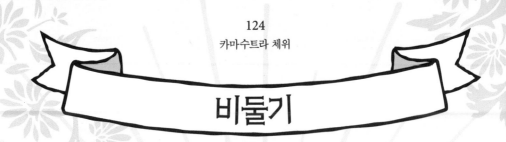

비둘기

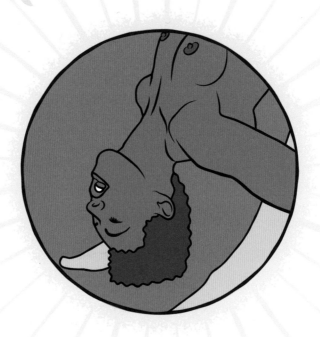

비둘기 체위는 여성의 등을 아치형으로 구부리고
머리를 뒤로 젖히면서 환희를 드러내는, 흥미롭지만 어려운 자세입니다.
이 자세를 구현하려면 여성은 상당히 유연해야 하며
남성은 강한 등과 팔 근육을 가지고 있어야 합니다.

이 자세에 적응하는 방법

서로에 대한 믿음이 매우 필요한 자세입니다.
여성이 힘든 동작을 취하는 동안
연인이 자신을 육체적, 감정적으로 지지해 줄 것이라는
믿음을 가지고 편안한 마음으로 자세를 유지해야 합니다.
유연성이 다소 부족하다면
침대나 바닥에 남성이 무릎을 꿇어앉고,
여성의 어깨가 침대에 걸쳐진 상태에서
시도해도 됩니다.

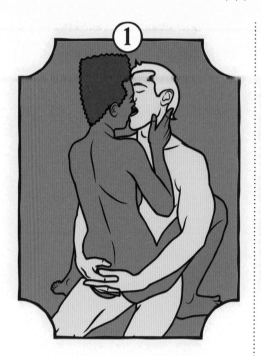

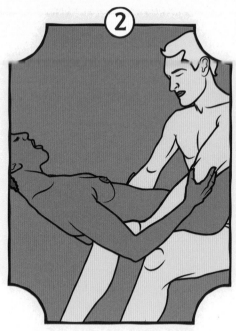

남성은 의자에 앉고 여성은 남성을 바라보며 허벅지 위에 앉습니다. 남성은 여성의 엉덩이에 손을 얹고 부드럽게 끌어당긴다.

남성이 손으로 여성의 등을 받치는 동안, 여성은 남성의 팔을 잡고 뒤로 기대면서 남성의 몸 양쪽으로 다리를 쭉 뻗습니다. 이 상태에서 링감을 몸 안으로 받아들이면서 손으로 남성의 허벅지를 잡으면 됩니다.

여성은 등을 아치형으로 구부리고 정수리가 바닥을 향하도록 몸을 완전히 뒤로 젖힙니다. 남성은 여성의 허리를 잡고 받쳐주면서 여성을 부드럽게 움직여 이 에로틱한 자세를 완성합니다.

비둘기

사랑의 여운 즐기기

후희는 사랑이 담긴 섹스 후의 따뜻함과 행복을 즐기는 시간으로, 사랑을 나누는 데 있어 전희만큼 훌륭한 과정입니다. 섹스는 시작할 때도 천천히, 마무리도 천천히 해야 합니다.

충분히 사랑을 나누고 자연스럽게 끝나고 나면, 서로를 품에 안고 행복을 느끼며 그대로 누워 있으세요. 격렬했던 그 순간에 머물면서 서로가 만들었던 사랑의 감정과 분위기를 가능한 오랫동안 느껴 보세요.

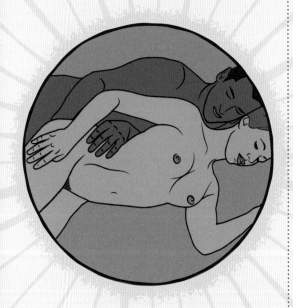

그 순간에 머무르기

카마수트라에서 애무와 쓰다듬기, 키스는 사랑을 나눈 후에도 나누기 전과 마찬가지로 중요합니다. 자연스럽게 흘러가는 시간 속에서 부드러운 말로 서로에 대한 감사와 생각과 감정을 공유할 때 서로에 대한 친밀감이 높아집니다.

후희의 만족감은 직장이나 가족에게 받은 일상의 압박감에서 돌아온 후에도 오랫동안 지속됩니다. 만족스럽고 열정적인 성생활은 인간관계 전반에 걸쳐 친밀감을 만들어 낼 수 있는 기반을 확고하게 다져줍니다. 성적 행복감을 공유함으로써 형성된 긴밀한 유대감은 연인과 떨어져 있을 때도 연인관계를 더욱 단단하게 유지할 수 있게 합니다.

■ ■ ■ ■ ■

애무

"섹스의 시작과 끝에서 연인들이
서로를 애무하며 즐기는 시간을 보내면
황홀감과 자신감이 높아진다.
애무는 섹스의 즐거움을 한껏 높여준다."

회복 단계

섹스는 막대한 에너지를 소모합니다. 섹스 후에 어지러움을 느끼거나 몸이 공중에 떠 있는 듯한 멍한 상태가 되기도 하는데, 회복하는 단계를 통해 행복감을 잃지 않고 부드럽게 천천히 땅으로 내려오게 됩니다.

연인에게 부드럽게 발을 만져 달라고 하거나, 잠시 손으로 발을 감싸달라고 해 보세요. 가벼운 간식을 먹거나, 간단한 스트레칭도 회복하는 방법 중 하나입니다. 발끝으로 일어나 바로 선 자세에서 무릎을 살짝 구부리고 발 뒤꿈치를 바닥으로 내리며 중력에 맞서 거스르는 느낌을 느끼며 그 속으로 가라앉는 것입니다.

쾌락의 순환

카마수트라가 제안하는 느린 섹스에는 오르가슴이라는 "최종 목적지"가 필수 요소가 아닙니다. 절정을 억제하고 기쁨이 충만한 상태에 머물면서, 전희, 삽입, 후희가 맛있게 순환하는 하나의 코스 요리라고 생각하면 됩니다. 카마수트라는 아직 불씨가 타오르는 상태에서라도 휴식을 취해도 되며, 충분한 휴식을 취한 다음 계속해도 아무런 문제가 없다고 말합니다.

▪ ▪ ▪ ▪ ▪

"여성이 지쳐 보이면
남성은 이마를 맞대고
여성을 잠시 쉬게 해 주어야 한다.
여성이 충분히 휴식을 취하고 나면
남성은 다시 힘을 내서
사랑을 시작하면 된다."

지은이

미셸 파울리 Michelle Pauli

영성과 관계를 전문적으로 다루는 언론인이자 작가다.

시드니 프라이스 Sydney Price

텍사스에 거주하는 공인받은 마사지 치료사이자 성관계 지도사(Certified sexological bodyworker)다. 모든 작업에 호기심과 열린 마음, 부드러운 손길을 불어넣기 위해 최선을 다한다.

옮긴이

방경오

바른번역 글밥 아카데미를 수료 후 바른번역 소속 번역가로 활동 중이다. 취미 실용서를 주로 옮겼다. 옮긴 책으로는 『당당한 육아』, 『우리 개, 왜 이러는 걸까요?』, 『양봉 바이블』 등이 있다.